健康减肥宜与忌

JIANKANGJIANFEI
YIYUJI

主　编　雷正权

编　者　高　桃　李文瑶　王晶晶
　　　　张晶晶　黄伟智　郑佩峰
　　　　李伟伟　辛　婕　陶晓雯

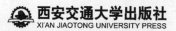
西安交通大学出版社
XI'AN JIAOTONG UNIVERSITY PRESS

图书在版编目（CIP）数据

健康减肥宜与忌／雷正权主编. —西安：西安交
通大学出版社,2016.5
（问博士送健康系列丛书）
ISBN 978-7-5605-8538-3

Ⅰ.①健… Ⅱ.①雷… Ⅲ.①减肥—基本知识 Ⅳ.①R161

中国版本图书馆 CIP 数据核字(2016)第 111704 号

书 名	健康减肥宜与忌	
主 编	雷正权	
责 任 编 辑	宋伟丽	

出 版 发 行	西安交通大学出版社
	（西安市兴庆南路 10 号　邮政编码 710049）
网 址	http://www.xjtupress.com
电 话	(029)82668357　82667874(发行中心)
	(029)82668315(总编办)
传 真	(029)82668280
印 刷	陕西时代支点印务有限公司

开 本	787mm×1092mm 1/32　印张 5.75　字数 100 千字
版 次 印 次	2016 年 7 月第 1 版　　2016 年 7 月第 1 次印刷
书 号	ISBN 978-7-5605-8538-3/R·1216
定 价	15.00 元

读者购书、书店添货,如发现印装质量问题,请与本社发行中心
联系、调换。
订购热线:(029)82665248　(029)82665249
投稿热线:(029)82668803　(029)82668804
读者信箱:med_xjup@163.com

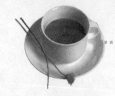

三十多年以前，我刚参加工作不久，就遇到了一位极度虚弱、全身发凉、奄奄一息的患者，可没想到我的老师竟用一碗人参汤使这位濒于死亡的人起死回生。初入医门的我心中着实欢喜了好长时间。但是药物是不能随便使用的！即使补益类药物也不例外。有这样一个病例：一位高血压病患者，平时血压就高，在一次过量饮用自制的人参酒后，不仅鼻出血不止，而且引发了脑出血。

药物可"治病"，也可"致病"。日常吃的食物也有同样的问题。如猪肝是一种很好的补益类食物，孕妇适量食用，有益健康，但如果过量食用，则有可能引起维生素A中毒，轻则影响妇婴健康，重则可致胎儿唇裂及器官缺陷。关于食物"治病""致病"的同类事例还有许多。可见，好的食物用在适宜的时候，对人的健康能起到意想不到的作用，而再好的东西用得不合时宜，也可能就是毒药！

随着时间的推移，我愈发感觉到编写一套适合不同人群与各种疾病宜忌小丛书的必要性。于是在工作之余，我留心观察，广泛收集资料，希望尽快把自己的所知与体会传播给热爱生活、急需恢复健康的人们。在此基础上，我对图书市场上相关的图书也做了系统调研，最终为这套丛书确定了四个准则：一是通俗，二是易懂，三是实用，四是价廉，使这套小丛书成为名副其实的"大众健康小百科"。套用前人的名言，就是"山不在高，有仙则灵，书不在深，有用则行"。丛书初稿完成后，又经相关专家进行审订，几经批删，终于可与广大读者见面，心中不禁颇感欣慰。

没有悉心呵护，哪来健康和幸福？没有宜忌的约束，哪里会有生命生机的重现？这套书综合特定人群及其家人对健康知识的基本需求，包括了常见疾病的饮食、起居、运动、娱乐、自疗、就医等各个方面的宜忌，以及不同人群在心理、日常生活方面的康复宜忌等，分别成册，自成一体。衷心期盼通过书中健康宜忌的讲述，能够引导广大读者遵循生命规律，提高生活质量，有疾者尽快恢复，无疾者健康快乐！

作　者

2016-4-30 于古城西安

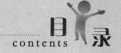
第一篇

肥胖，你了解多少

第二篇

合理饮食减肥法

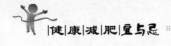

第三篇

减肥要追求营养素的均衡

第四篇

减肥不要忘记这样去运动

第五篇

心理、起居能影响减肥

第六篇

轻身瘦体的治疗妙法

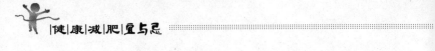
附　录

本书所列的食物民间验方、药物使用方法，不能代替医生诊治。

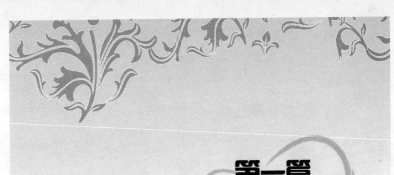

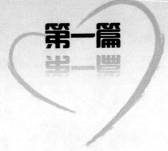

第一篇

肥胖，你了解多少

肥胖的概念与诊断方法

肥胖是人体内脂肪堆积过多和（或）分布异常，体重增加到一定程度，是营养过剩的表现。医学家给"肥胖"下了这样的定义：肥胖是指当人体摄取食物过多，而消耗热量的体力活动减少，摄入的热量超过了机体所消耗的热量，过多的热量在体内转变为脂肪大量蓄积起来，使脂肪组织的量异常增加，体重超过正常值20%以上，有损于身体健康的一种超体重状态。具体来说，肥胖有以下几种评价方法。

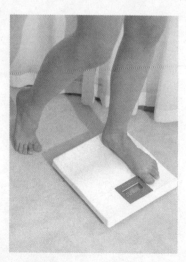

🌳 腰　围

腰围是反映脂肪总量和脂肪分布的综合指标。单纯腰围大的人称之为腹型肥胖、苹果型肥胖，亚洲人倾向于腹型肥胖。一般男性容易发生腹型肥胖；女性脂肪易堆积于臀部和大腿，称为梨型肥胖。由于内脏脂肪比皮下脂肪更容易引起高脂血症、2 型糖尿病、冠心病等，因此要求将腰围控制在正常范围。男性正常腰围应≤85 厘米（2.55 尺），女性腰围应≤80 厘米，超过此值，患各种疾病的危险性均增加。

🌳 标准体重（单位：千克）

成人男性标准体重 =（身高 cm−100）×0.9

成人女性标准体重 =（身高 cm−100）×0.85

儿童标准体重 = 年龄 ×2+8（1.3m 以上的按成年人体重计算）

一般来说，超过标准体重的 10%，称为超重；而超过 20%，就属于肥胖了。肥胖又根据超过标准体重的程度而分为：轻度肥胖（超重 20%）、中度肥胖（超重 30%）和重度肥胖（超过 50%）。但是对健美运动员而言，即便体重超过 20%，亦不属于肥胖范畴。

🌳 体重指数

医学上经常使用体重指数（BMI）来衡量一个人胖或

不胖，也就是根据体重和身高而衡量人的体重高低的指数。计算的方法是：BMI= 体重（千克）/ 身高^2（米）^{2}。世界卫生组织拟定的体重指数标准如下。

正常体重：体重指数 =18~25

超重：体重指数 =25~30

轻度肥胖：体重指数 >30

中度肥胖：体重指数 > 35

重度肥胖：体重指数 > 40

但需要指出的是，这个体重标准是根据欧美白种人为基准制定的，对亚洲人不一定完全适用。

肥胖指数

肥胖指数 = 身高（厘米）– 体重（千克）。分度：肥胖指数 ≥ 100 者为不胖，90 左右者为轻度肥胖，≤ 82 者为过度肥胖。

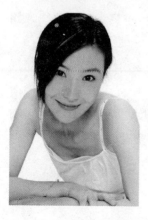

评价肥胖程度的方法很多，对同一患者应用不同的方法可能得出不同结果。用发展的眼光看，随着生活水平的日益提高，营养更加丰富，同一年龄的身高、体重在不同年代中也有明显不同。一种评价标准的应用期限一般为 5~10 年。

爱心提示

目前，肥胖人口日见增多，一项调查报告表明：肥胖正在成为世界范围的一个主要问题。与20世纪80年代相比，全世界超重人数大幅度增长。美国有55%的人超重，23%的成人肥胖，20%的儿童肥胖或超重。在英国，有20%的妇女和16.7%的男性肥胖；45%的男性和33%的妇女超重。在西方国家，每年花在肥胖症上的支出占医疗总支出的2%~5%左右。据我国有关部门公布的数字，我国肥胖人口已达7 000万左右；我国城市人口中有17%是肥胖者，儿童有51%是肥胖者。由此可见防治肥胖刻不容缓。

肥胖都有哪些临床表现

轻度单纯性肥胖没有明显症状，中、重度肥胖者常表现有乏力、怕热、出汗；动则气短心悸，以及便秘、性机能减退；女性可伴有月经不调、月经稀少，甚至闭经不孕等症状；部分患者由于内分泌功能失调而浮肿，也可因为脂肪过多或活动减少而引起下肢血液、淋巴液回流受阻，

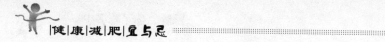

而出现浮肿。另外，肥胖者由于胸腹部脂肪过度堆积，呼吸时胸廓活动受限。此外，心脏周围大量脂肪组织及心脏内脂肪沉积，可降低心脏功能，减少每搏输出量。由于大量脂肪在体内堆积，增加心脏负担，使得患者对运动耐量大大降低，不能胜任体力劳动及体育运动，甚至影响日常生活，出现动则气喘，以及心慌、汗出、头晕等症。

肥胖是万病之源

肥胖不仅影响自己的形象，而且挫伤自信心，同时还可引发许多疾病。专家指出，超过标准体重10%以上者，死亡率比正常体重者要高22%；如果超重20%以上，死亡率将比正常体重者高出44%。可见肥胖对人类危害之大。据不完全统计，每年肥胖促成的直接或间接死亡人数已达30万，并有可能成为21世纪的头号杀手。因此要积极关注肥胖，了解肥胖带来的危害。

高血压病与肥胖有关

据有关资料报道，肥胖者的高血压病发病率要比体重正常者高2~3倍。医学研究也证实，在一个时期内体重增长较快的个体，其血压增长也快，而且证实，肥胖是血压升高的独立危险性因素。减肥之所以能降低血压，在于减重后可使血清胰岛素降低，利于排钠，并能降低血浆去甲肾上腺素及肾上腺素水平，从而使血压降低。所以，减肥是高血压病的预防和治疗措施之一。

如果发现自已患了高血压病，不要只想着怎样吃药，还应考虑自身有哪些因素是造成高血压的发病原因。首先应评价自己体重是否超重，甚至得了肥胖症。已有研究表明，减轻体重能在停服或减少服用降压药后较长期地保持血压在正常范围。超重和肥胖固然有遗传背景，但多数是与不科学的生活方式有关；即便有家庭遗传背景的人，只要注意预防，同样可以避免肥胖以及与之相关的疾病。

冠心病与肥胖有关

正常人体的心脏就像一个水泵，不停地收缩和舒张，维持着血液的循环流动，人体肥胖就会增加心脏的工作负荷。另外，肥胖者容易患高血压病、高脂血症和糖尿病，这些合并症又可以进一步影响心脏，导致冠心病。所以，肥胖者容易发生心绞痛、心肌梗死和心律失常，甚至猝死。

高脂血症与肥胖有关

经常有人问："肥胖与高脂血症之间，究竟有没有关系？"研究发现，血浆中血脂水平的变化，与体内脂肪含量的多少和机体对脂肪的利用情况有关。例如，在高脂肪饮食或从事剧烈运动后，体内的血脂水平都会升高；平时喜食糖类食物者体内的三酰甘油水平亦经常保持在较高水平。有研究发现，肥胖者的血脂水平明显高于正常人，并且随着肥胖程度的增加，血脂水平亦呈上升趋势。因此科学家认为，血脂增高与过度肥胖有一定关系。

爱心提示

高脂血症与肥胖有紧密关系，但需要说明的是，瘦人同样也会出现高脂血症，只不过发病率低于胖人而已。例如有一种病叫"家族性高胆固醇血症"，这是一种发生在常染色体上的显性遗传病，患者虽然不胖，有的患者甚至很瘦，但是血脂水平非常高。这是由于患者体内的细胞膜表面的低密度脂蛋白受体出现异常或缺失，导致体内低密度脂蛋白的清除发生障碍，最终导致总胆固醇和低密度脂蛋白胆固醇水平"超标"。所以说高脂血症并非绝对与瘦人无缘，只是相对肥胖者较少而已。

癌症与肥胖有关

肥胖者不仅易患心脑血管疾病，也是癌症病魔"钟情"的对象。科学统计表明，过分肥胖者，癌症的发病率较高，特别是乳腺癌、子宫癌、卵巢癌、结肠癌明显高于非肥胖者，而且肥胖者患癌症后，癌细胞比一般人更容易转移，死亡率也更高。这些都要归罪于肥胖的祸根——过量食用脂肪。

首先，肉类的聚不饱和脂肪与脂肪酸分解后能产生丙二醛。实验证明，丙二醛对小鼠有致癌作用，对人的消化道同样有致癌作用。其次，肥胖者体内的脂肪代谢容易发生障碍，造成体内的胆固醇和脂肪酸过多。血中游离脂肪酸和胆固醇增高对细胞免疫、网状内皮系统和巨噬细胞的功能均有抑制作用。由于机体免疫功能的降低，致使癌细胞容易诱发和增殖。再次，环境中许多有害物质是脂溶性的，这些有害物质只有溶解在脂肪中才能被身体吸收。体内脂肪过多，自然增加了这些有害物质被身体吸收的机会。当这些有害物质是致癌物时即会增加患癌机会。

肥胖者患癌之后，癌细胞之所以易转移，是因为肥胖者大多伴有高脂血症，而高血脂能使血液凝固加速，纤维蛋白分解活性降低，容易形成瘤栓（即血块中的癌细胞团块），增加了癌症转移的机会。

脂肪肝与肥胖有关

健康成年人的体重指数越大，脂肪肝的检出率就越高。各项数据证实脂肪肝与肥胖有直接的关系，也就是说肝内脂肪堆积的程度与体重成正比。约半数肥胖者可见有轻度脂肪肝；在重度肥胖症患者中，脂肪肝的发病率可高达 60%~90%，可见肥胖者有明显的脂肪肝好发倾向。肥胖者的体重得到控制后，

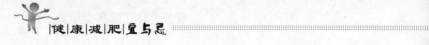
其脂肪浸润亦减少或消失。患肝炎后盲目地增加营养而又缺乏运动所致的肥胖是我国最常见的致脂肪肝的原因之一。

对于肥胖所致的单纯性脂肪肝患者，减肥可能是唯一有效的治疗选择，而对于肥胖相关的脂肪肝合并肝功能异常者，科学减肥则可提高保肝药物的治疗效果。一般而言，体重每下降1%，转氨酶下降8.3%；体重下降10%，则增高的转氨酶多能恢复正常，伴肿大的肝脏回缩，肝内脂肪消退。

爱心提示

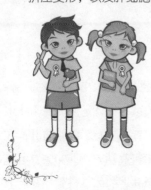

儿童脂肪肝，多是肥胖伴随症。一份全国流行病调查报告显示，如今城市婴幼儿中的肥胖率已经超过了45%，在这些肥胖婴幼儿中，有30%~40%患有不同程度的脂肪肝。患上脂肪肝后，这些孩子正常的血液供应、氧气供应及自身代谢都会受到影响，造成正常肝细胞被挤压变形，以及肝细胞大量充血水肿、炎症浸润，肝细胞坏死，日久还会逐渐发展成为肝硬化。虽然以上数据显示儿童脂肪肝的发病比例相当高，但需要说明的是，在很多情况下，儿童被检查出患有脂肪肝往往只是肥胖症的伴随症状。

痛风与肥胖有关

肥胖与痛风有一定的关联。有人描述，原发性痛风患者的平均体重超过标准体重 17.8%。另有报道，痛风患者中 78%的患者体重超过标准体重 10%，57%的患者超过标准体重 30%。流行病学调查也发现，血清尿酸盐水平与肥胖程度、体表面积及体重指数呈正相关，而肥胖患者体重降低后，血清尿酸盐水平降低，痛风发作减轻。所以，痛风患者往往合并有肥胖症。降低体重是治疗痛风的综合措施之一。

 女性疾病与肥胖有关

正常的脂肪含量对于维持女性激素的作用必不可少，但若脂肪堆积过多而导致肥胖，则可能引起女性月经紊乱。而且肥胖本身和减肥治疗都会引起月经失调。肥胖伴停经在年轻女性中最常见的为多囊卵巢综合征和高泌乳素血症，如出现泌乳、头痛、胸闷等症状，应及时检查和治疗。

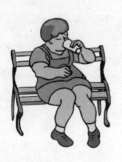

 糖尿病与肥胖有关

肥胖常常是糖尿病的主要诱因。因为肥胖者对胰岛素的敏感性下降，导致糖的利用受到障碍，使血糖升高而出现糖尿病。肥胖多见于 2 型糖尿病患者，该型患者血液中胰岛素含量不低于正常人，有的甚至还稍高于正常人。女性上体肥胖者易患糖尿病。有人认为女性上体肥胖这种体型可作为糖尿病的一个重要信号。

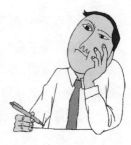

爱心提示

　　肥胖按体型可分为两种类型，一种叫苹果型肥胖，体型像个苹果，是圆的，肚子特别大，四肢则较细，也叫中心性肥胖。这种肥胖者的脂肪主要堆积在心脏、胰腺、肝脏和肾脏周围，对身体影响很大，容易得糖尿病、冠心病和高血压病。苹果型肥胖在男性较为常见，女性也有。另一种叫做梨型肥胖，脂肪主要堆积在臀部和大腿，这种肥胖对健康的影响稍微小一点。如果出现苹果型肥胖，腰围很粗，应注意减肥。

性功能障碍与肥胖有关

　　肥胖是现代人的文明病。性功能障碍也随着肥胖症的增加而在社会生活中逐渐蔓延，成为许多男女心中永远的痛。根据医学界统计，在男性肥胖患者中，有性功能障碍或类似性生活困扰者，约占60%以上，其中包括阴茎勃起硬度不够、早泄与性欲缺乏等情形。临床研究指出，肥胖与男性性功能障碍之间存在着可逆性的关系，即当肥胖患者减肥瘦下来之后，对男性性功能障碍的恢复有很大的帮助。肥胖患者容易出现性功能障碍的原因，主要如下。

（1）影响血液循环：从病理学和临床来看，肥胖患者血管硬化的程度较高，血液黏稠度较高，对阴茎的充血功能较一般人效果较差，所以容易出现性功能障碍。

（2）影响激素分泌：男性肥胖患者容易出现内分泌异常，对嗅觉、视觉、感官等性刺激反应迟钝，造成性冲动的减退，导致无法产生性欲。研究显示，如果失去视觉上的刺激，男性丧失性欲的程度可达到40%~50%。

（3）直接影响性器官：肥胖患者阴茎勃起的长度变短，同时阴茎的表皮组织细胞往往被脂肪细胞所占据和取代，使阴茎对性刺激的敏感度降低，导致性功能障碍。

（4）影响性交体位的选择：肥胖者大腿、腹部脂肪明显增多，男性肥胖者阴茎常"埋藏"在腹部下，阴茎勃起时长度也会缩短，使性生活时阴茎不能顺利地插入阴道，尤其当夫妻双方均属肥胖者时，甚至根本不能进行阴道内性交。

（5）影响性功能的发挥：肥胖者由于身体沉重，性交时会对配偶造成一定的压力，使配偶感到不适，从而影响性功能的发挥，且肥胖者常体质较弱，活动量稍微大些就

会气喘吁吁，而性生活需要一定的活动量。

（6）引起并发症：中老年肥胖者是性功能障碍的多发人群，常合并有高血压病、糖尿病及内分泌功能紊乱。

爱心提示

肥胖不但影响男性性功能，而且对女性性功能有同样的影响。肥胖不仅影响女性外形的美观，而更重要的是还可为中老年女性性功能设置"障碍"，表现在性欲、性交、高潮等环节上都走"下坡路"。女性肥胖者性欲普遍低下，其原因也与体内雄激素水平低下有关。除此以外，肥胖对卵巢功能有明显影响，表现为卵泡发育异常、排卵障碍等。卵巢堪称为"女性魅力与生殖的源泉"，其发生故障可显著影响月经周期、性功能及生育能力。一些月经异常（闭经、月经稀少、月经不调等）的肥胖女性，易产生性功能障碍，出现性欲丧失、性感不足，甚至性厌恶等。

中风与肥胖有关

临床观察发现，肥胖者与一般人比较，发生中风的几率要高40%。为什么胖人容易发生中风呢？这与肥胖者内分泌和代谢功能的紊乱，血中胆固醇、三酰甘油增高，高密度脂蛋白降低等因素有关。此外，胖人还常伴有糖尿病、高血压病、冠心病等疾病，这些都是诱发中风的危险因素。有研究表明，腹部肥胖的人比臀部肥胖的人更易患中风。一般而言，女性容易胖在臀部和大腿上，男性容易胖在腹部，这也是男性易患中风的原因之一。因此，防止肥胖对预防脑血管病有一定的意义。

其他疾病与肥胖

肥胖可使消化功能及肝功能紊乱。高热量饮食及脂类代谢紊乱，使胆固醇过多，易发生胆结石，主要为胆固醇结石，其发生率较正常体重者高1倍。肥胖者对感染的抵抗力降低，易发生呼吸系统感染，肺炎发生率较高。肥胖者皮肤折皱处易磨损引起皮炎。此外，泌尿系及消化系感染发生率也高。有报告说，肥胖者阑尾炎发生率为正常人的2倍。在急性感染、严重创伤、外科手术以及麻醉情况下，肥胖者应激反应差，往往出现病情恶化，耐受手术及麻醉能力低，术后恢复慢，并发症及死亡率增加。肥胖还能引起睡眠打鼾。肥胖过度可造成肺的功能性和器质性损害，脂肪过度堆积可引起肺扩张受限，氧交换降低，长期以往则会导致白天嗜睡、夜间睡眠不良的"肥胖通气不良综合征"，

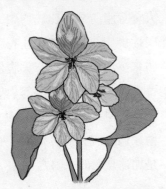

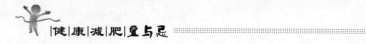

严重者则会出现"睡眠呼吸暂停综合征",出现注意力不集中、记忆力减退等症状,甚至导致慢性肺功能和心功能衰竭等并发症。肥胖儿童如出现较严重的打鼾,家长应予以足够的重视。

肥胖是如何进行分类的

现代医学对肥胖有多种不同的分类方法。最简单的方法是将其分为单纯性肥胖、继发性肥胖和药物性肥胖。

单纯性肥胖

单纯性肥胖是各类肥胖中最常见的一种,约占肥胖人群的95%。它主要是由遗传因素及营养过度引起的。这类人全身脂肪分布比较均匀,没有内分泌紊乱现象,也无障碍性疾病,其家族往往有肥胖病史。单纯性男性肥胖者脂肪多沉积在腹部,有大腹便便之说;女性多堆积在乳房、臀部、腹部和大腿上部。单纯性肥胖者大多有怕热多汗、动辄易喘、易疲劳,还容易患高血压病、冠心病、高脂血症、糖尿病和胆石症等疾病。肥胖可增加人体各器官的负担,是加速衰老的原因之一。

继发性肥胖

继发性肥胖是由神经内分泌疾病或代谢障碍性疾病等引起的一类肥胖，约占肥胖病的 2% ~5% 左右。肥胖只是这类患者的重要症状之一，同时还会有其他各种各样的临床表现，多表现在：①皮质醇增多症；②甲状腺功能减退症；③胰岛 β 细胞瘤；④性腺功能减退；⑤多囊卵巢综合征；⑥颅骨内板增生症等多种病变。治疗时主要治疗原发病，运动及控制饮食的减肥方法均不宜采用。

药物性肥胖

有些药物在有效地治疗某种疾病的同时，还会产生使患者肥胖的副作用。如应用肾上腺皮质激素类药物治疗过敏性疾病、风湿病、类风湿病等，同时可以使患者身体发胖。这类人约占肥胖症患者的 2%。一般而言，只要停止使用这些药物，肥胖情况可自行改善。遗憾的是，有些患者从此而成为"顽固性肥胖"患者。所以对药物引起的肥胖不可轻视。

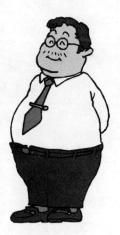

中医对肥胖的辨证分型

中医由于受各家学派的影响，对肥胖的具体分类也多有不同。但目前绝大多数学者认为将肥胖症分为五型较为合适。

脾虚湿阻型

脾虚湿阻型主要表现为肥胖、浮肿、疲乏无力、肢体困重、尿少、纳差、腹满、脉沉细、舌苔薄腻、舌质淡红。

胃热湿阻型

胃热湿阻型主要表现为肥胖、头胀眩晕、消谷善饥、肢重怠惰、口渴喜饮、脉滑小数、舌苔腻微黄、舌质红。

肝郁气滞型

肝郁气滞型主要表现为肥胖、胸肋苦满、胃脘痞满、月经不调、闭经、失眠、多梦、脉细弦、舌苔白或薄腻、舌质暗红。

脾肾两虚型

脾肾两虚型（脾肾阳虚）主要表现为肥胖、疲乏无力、腰腿软、阳痉阻寒、脉沉细无力、舌苔薄、舌质淡红。

阴虚内热型

阴虚内热型主要表现为肥胖、头昏眼花、头胀头痛、腰痛腿软、五心烦热、低热、脉细数微弦、舌苔薄、舌尖红。

肥胖患者每型具有诊断症候 2~3 项以上，舌脉象基本符合者，即可诊断。

导致肥胖的因素有哪些

我们只要稍加注意就不难发现，近年来，在诸多报刊、杂志中，载有不少有关导致肥胖的因素及治疗方面的论述，出现过许许多多的治疗方法、治疗药物。姑且不论其治疗效果如何，就从其分析结果来看，引起肥胖的因素是相当复杂的。概括起来，基本上有以下几点原因。

饮食因素

饮食因素是引起肥胖的关键因素。肥胖的根本原因是摄入的热量超过自身消耗的热量，这符合"病从口入"的道理。但为什么有的人吃得并不多却同样发胖呢？这时需要考虑饮食中不同成分所占的比例。食用过多的油脂成分可以促进脂肪组织的增长，特别是饱和脂肪。总之，生活水平的提高，饮食的改善及饮食结构的改变是导致肥胖的重要因素。

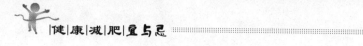

爱心提示

　　饮食调养对于肥胖患者至关重要，如果不注意饮食在减肥方面的作用，要想达到理想的效果是不可能的，也就是说饮食治疗是肥胖患者的第一选择。为此要做到：如原来食量较大，主食可采用递减法，一日三餐减去50克，逐步将主食控制在250~300克左右，主食如麦、米和一些杂粮可选用，但食量必须严格限制，养成吃到七八分饱即可的习惯。对含淀粉过多和极甜的食物如甜薯、藕粉、果酱、糖果、蜜饯、麦乳精、果汁等尽量不吃，否则难以取得疗效。膳食中应注意供给低热能食物，以造成热量代谢的负平衡，使长期多余的热量被消耗，直到体重恢复到正常水平。

环境因素

　　环境因素与肥胖密切相关。例如：欧洲人过多食肉及奶油，游牧民族大量食肉，南非人过多食糖类食品等，都易使他们发胖。而他们这些饮食方式和习惯都是由他们的生活环境所决定的。生活观察也发现，同一集体和同一家族的人由于所处的环境基本相同，生活习惯和饮食习惯也较为相似，所以这些人在肥胖方面，往往有相同的特征。

🌳 基础代谢率低

所谓"基础代谢率"，是指当我们不吃不喝，躺着不动时，体内的各种器官仍需活动以维持基本的生理活动，如保持体温等，这些活动所需要的热量，称为"基础代谢率"。基础代谢率高的人，因所需热量较高，所以不容易胖。而基础代谢率低的人则容易肥胖。

🌳 遗传因素

相当多的肥胖者有一定的家族倾向，父母肥胖者，其子女及兄弟姐妹间的肥胖亦较多，大约有 1/3 肥胖者与父母肥胖有关。父母有一方为肥胖者，其子女则有 41%~50% 的肥胖几率；若父母皆为肥胖，子女肥胖的几率则提高至 66%~80%。天生容易肥胖者，其脂肪合成酶的功能比一般人活泼，使脂肪容易堆积储存，从而导致肥胖。所以说遗传是肥胖的祸首之一。

🌳 内分泌因素

肥胖症的发生与机体内分泌功能息息相关。当体内内分泌激素分泌异常时，机体常伴有继发性肥胖症的发生。即使是单纯性肥胖症患者，体内内分泌激素的分泌往往也会发生一些改变。与肥胖症发生有关的内分泌腺（部位）主要有：位于头颅部的松果体、下丘脑、脑垂体，颈部的甲状腺和甲状旁腺；腹部的胰腺、卵巢和肾上腺皮质部分以及男性阴囊的睾丸等。

职业因素

体能消耗少、工作规律化的人容易肥胖。例如，办公室工作人员多有肥胖倾向，教师、炊事员、行政工作人员和一些特殊职业的人易发胖。经过调查发现，许多整天坐着工作的人，大多数为腹部肥胖；炊事员中度肥胖的发生率多达60.4%；食品厂和啤酒厂的工人中，肥胖者多达44.8%；而其他职业的人肥胖发生率仅为15.9%。一般来说，脑力劳动者的肥胖发生率高于体力劳动者。

性别因素

相关研究显示，随着年龄的增长，男女的肥胖人数都在增加，但是女性的增加速度高于男性。男女相比较来看，50岁以内，人群中男性肥胖率比女性高，50岁以后则女性偏高。而从整体上看，成人男女中的肥胖人数差别不大。

年龄因素

医学调查发现：年龄与肥胖紧密相关。调查结果显示，15岁以前开始发胖的占11.5%，15~19岁开始发胖的占14%，20~29岁开始发胖的占18%，30~39岁开始发胖的占33.8%，40~49岁开始发胖的占28.1%，50~59岁开始发胖的占5.6%，60岁以上开始发胖的占0.1%。由此可见，30~39岁开始发胖的人数最多，其次是40~49岁及20~29岁，这可能与30岁以上的人群活动减少、生活趋于安定有一定关系。值得注意的是，近年来，儿童（15岁以下）的肥胖发生率有增高趋势。这与父母给予孩子不合理的饮食及营养摄入有很大关系。因此，为了孩子的将来，为了孩子的健康成长，为了不使这种"儿童成人病"危害我们的下一代，每一位家长都要正确掌握好儿童的饮食方式。一日三餐按时就餐，少吃零食，少食甜食，加强活动，是防止肥胖和减肥治疗的重要措施。而对于成年人的肥胖，防治并发症是减肥治疗的重要内容。

饮酒因素

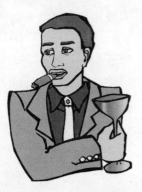

白酒和啤酒的主要成分是酒精（乙醇）。啤酒的酒精含量虽然较低，仅为1.5%~4.5%，对身体危害较小，但能获得较高的营养价值，如维生素、酵母、矿物质、各种氨基酸和糖类。另外啤酒中所含的啤酒花、鲜酵母、二氧化碳，甘甜爽口，

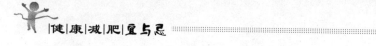
能刺激消化液的分泌增加，促进食欲，帮助消化。每瓶啤酒大约能产生 2 092 千焦耳的热量，故人们把啤酒称为"液体面包"。白酒能刺激酶类的活性，降低脂肪酸加入到磷脂和胆固醇酯的量,间接引起三酰甘油增多,脂肪转化增加,使大量皮下脂肪堆积引起肥胖。而且饮酒时的美味佳肴，也易使人进食过高的热量，导致热量过剩，成为脂肪蓄积于皮下引起肥胖。

🌳 其他因素

大多数人的肥胖主要是由以上原因的一种或几种因素综合作用而导致的。除此以外，可能还会由其他因素所引起，如药物因素、外伤影响等。药物因素如避孕药、感冒药、类固醇等药物；外伤影响引起肥胖主要是由于下视丘的饱食中枢受伤、脑部受伤等因素引起肥胖。所以临床减肥专家强调在临床治疗时，大多宜采取综合性治疗方案，效果更佳，也就是说只靠一种治疗方法和治疗药物，其减肥的有效率都不可能太高。

人体哪些部位最容易发胖

胖，往往先从腹部开始。这是因为食物中的糖质在体

内分解后，就成为人体力量
之源的肝糖。贮藏在肝脏内
的肝糖，通常按体内的需要
被送到肌肉，在运动或工作
时会被消耗掉，但剩余的肝
糖会变成脂肪被蓄积在腹部

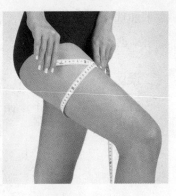

胃肠周围、肩膀、大腿、臀
部等部位。如果体内的脂肪过多，势必包围心脏、肝脏等，
形成脏器病变。女性皮下脂肪的厚度，一般厚于男性。女
性活动量小于男性，亦是女性肥胖多于男性肥胖的一个客
观原因。

再从人体生理解剖上看，皮下脂肪主要分布在肩部、
腰部、脐周、小腹、臀部、大腿、膝盖和内踝上部。其中，
臀部和腰部最容易积蓄脂肪，其次为脐周和小腹部，再次
为肩部、大腿、膝盖等部。知道了这些部位，有利于有的
放矢地进行局部减肥。

肥胖者易进入的减肥误区

一些人不管自己的身体是否超过标准，就盲目地减肥，

或不加选择地使用减肥产品，这是非常危险的，有时甚至会带来严重的副作用。

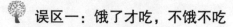误区一：饿了才吃，不饿不吃

有人为了减肥，不遵循一日三餐定时定量、吃八成饱的饮食原则。而是饥一餐，饱一餐，或者饿了才吃，结果减肥不成，反而增肥。其实，一日三餐的饮食规律，是人类历经千万年进化来的最适合人体生理的进食模式。三餐定时才不会过饿，不过饿才能做到定量。三餐进食的时间以间隔6个小时最为适中，这个时间正好是上一餐消化吸收后，但又不是太饿的时间。

误区二：大量透支体力减肥

曾遇到很多肥胖者，他们以为只要通过耐力运动就可以减肥，因此，为减去肥肉而在运动场上挥汗如雨。在他们看来，越是透支体力，距离减肥的目标就越近。其实，这种方法是不正确的。肥胖者应该进行适度活动，如慢跑、太极拳、广播体操等。大体而言，肥胖体虚的患者都不适合从事剧烈的心肺运动，应该因人而异制定适合自身的运动种类，切忌蛮干。

误区三：减肥追求速度

科学的减肥，应缓慢进行，以身体没有不适为妥。减肥的效果应该从三方面来评估：体重、体脂、体形，三者

当中只要有一方面改变，就表示减肥已有效果。每个人因年龄、性别、体重差异、致胖原因、饮食习惯、伴随疾病、运动量、生活有无规律、心理因素、肌肉与脂肪比例、体内所含水分等不一样，减肥速度也不一样。减肥应循序渐进，并不是越快越好，欲速则不达。

误区四：夏天才进行减肥

夏天是许多人急于减肥的季节。其实，需要减肥的人是不分季节的。如果等到夏天再去减肥，在急于求成的心态下，到处寻找减肥药和使用其他的减肥方法，不经意中会造成对身体的伤害。一个善待自己，真正懂得减肥的人，无论何时都应注意保持体重。

误区五：减肥后不节制饮食

碰到好多减肥成功的朋友，他们都问同样一个问题："是否减肥成功后就可以随便吃了？"正确的回答是："科学饮食，进出平衡；适当运动，持之以恒"。家里应该备一体重秤，经常（或定期）同一时间测量体重，对自己体重增减做到心中有数，这样才能

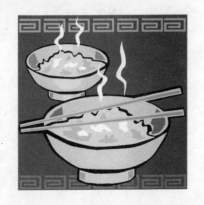

有的放矢。对于那些尝试了科学饮食、运动减肥，但没有效果的人，这表明你的身体脂肪代谢、内分泌系统等发生了障碍。这时你要考虑求助减肥专科医生，只有通过正规的指导，才能达到减肥的目的。

🌳 误区六：吃辛辣食物减肥

有统计发现，泰国、印度等地很少人肥胖，于是有减肥者推断这与他们平日嗜辣有关。这些人认为吃辣容易流汗，而且吃一点就令人有饱腹的感觉，所以感觉吃辛辣食物有减肥效用。实际上这又是一个误区。事实是，长久吃辛辣食物会影响胃部功能，有诱发胃痛甚至胃出血的危险，而且吃太多刺激性食物亦会令皮肤变得粗糙，得不偿失。

减肥者需要认识"卡路里"

"卡路里"是热量的单位名称。很多营养物给予人体的热量是以"卡路里"计算的。蛋白质、糖类和脂肪组合成含有"卡路里"成分的各种食物。

那么"千卡"是怎么一回事呢？由于相对我们日常摄取的热量，"卡路里"量度还是太少，现在营养学界普遍采用另一个由"卡路里"演化的单位"千卡"（kcal 或 C，又称"大卡"）来衡量热量的多少。1 千卡等于 1 000 卡路里，约 4 186 焦耳。脂肪的热量约 9 千卡 / 克，糖类和蛋白质的热量都只有 4 千卡 / 克。由于大多数食物的热量是由蛋白质、脂肪和糖类所组成的，因此食物中的卡路里含量就是各种营养物的卡路里含量的总和。如：一碗鸡肉面条汤含有 3 克蛋白质、7 克糖类和 2 克脂肪，通过换算其卡路里总数是 58 千卡。

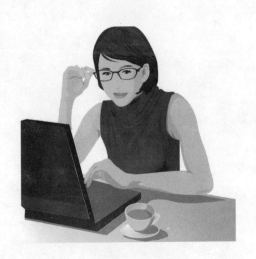

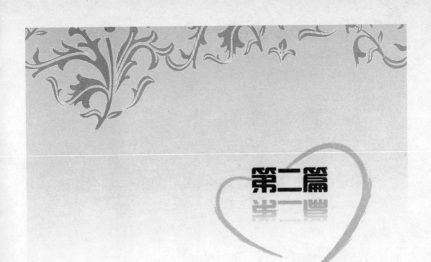

第二篇

合理饮食减肥法

益于人减肥的食物

减肥的主要目的是减去体内多余的脂肪。饮食疗法，首先应从低热量食品入手，通过减少热量的摄入，增强体内贮存脂肪的消耗，以达到减肥的目的。所以减肥食品应是高营养、高膳食纤维、低热量的。

蜂　蜜

蜂蜜可以消除人体内的垃圾，使人体恢复原来的新陈代谢功能，是物美价廉的减肥食品。蜂蜜中含有可以燃烧人体热量的优质糖分、维生素以及矿物质等。在一日三餐中，只要适当摄入一些蜂蜜，就可以避免过多脂肪在人体中积聚下来。蜂蜜具有优良的杀菌效果与解毒效果，它有助于把体内积聚下来的废物排出体外，使全身的新陈代谢功能得到改善，使得那些由于不能很好地被消耗而在体内积聚下来的多余脂肪作为热能被燃烧。蜂蜜的糖分如能从胃运送到血液中，就会变成热能，使人体很快地消除疲劳。

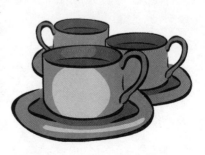

蜂蜜减肥法：早饭前，在喝水时加入蜂蜜。一般人在吃蜂蜜 2 天后就会感觉到身体轻松，心情愉快。另外，便秘的症状以及焦虑不安的感觉也可以消除。

🌳 土　豆

土豆真的能减肥吗？也许你第一个反应是不相信，富含淀粉的土豆应该是减肥的敌人才对啊。其实，土豆脂肪含量少，热量低，含有丰富的膳食纤维，是减肥食品家族中的佼佼者。土豆的减肥亮点有以下几点。

（1）膳食纤维：根据美国食品药品管理局的数据，一个 148 克重的带皮土豆含有 3 克膳食纤维，这个数量能够满足人们日需求量的 12%。土豆之所以被称为减肥的明星，是因为它所含膳食纤维能帮助人体更好地消化吸收，还能使人有饱腹感，减少摄入过量的食物。

（2）脂肪含量少：土豆中只含有 0.1% 的脂肪，这是所有充饥类食物望尘莫及的。每 148 克土豆产生的热量仅为 100 卡路里。与进食其他富含脂肪的食品相比，每天多吃土豆可以减少脂肪的摄入，帮助代谢多余脂肪。

（3）维生素和矿物质：土豆还能给你提供人体需要的维生素和矿物质。一个 148 克重的土豆可提供人体维生素 C 需求的 45% 以及维生素 B_6 日需求的 10%。甚至有营养专家说，每餐只要吃全脂奶和土豆，便可使人体得到需要的全部营养素。

土豆减肥法：把土豆当作正餐食品，平均中等大小的土豆要吃两个，同时喝下足量的水。需要注意的是，用土豆减肥，是要求用土豆做主食而不是做菜品来食用。可以吃煮土豆、做土豆条或煎土豆饼，每日坚持一餐只吃土豆，长期下去对预防营养过剩或减去多余的脂肪有效。

红 薯

红薯含热量低，又颇具饱腹感，无论是用做主食还是副食，都是一种良好的减肥食品。据测定，每100克红薯含脂肪量仅为0.2克，是粳米的1/4。因此红薯是低热量、低脂肪食品中的佼佼者。除此之外，红薯还含有其他营养成分，如维生素A、维生素B、维生素C、纤维素以及钾、铁、铜等10余种微量元素，其中纤维素对肠道蠕动起良好的刺激作用，促进排泄畅通。同时，由于纤维素在肠道内无法被吸收，有阻挠糖类变为脂肪的功能。故而，有的营养学家称红薯为营养最平衡的保健食品，也是最为理想而成本又低的减肥食物。正因为红薯是廉价而又效果显著的减肥"良药"，近年来在国外备受青睐。时下，日本人把烤红薯作为一种"美味健康食品"。欧美人还设计出以红薯为原料制作的冰淇淋、点心、糖果等。在一些餐馆，吃面包可以免费，吃红薯却得另外付钱。

红 酒

红酒配合饮食可达到减肥目的。同样是高脂肪含量的饮食生活，法国却不像美国有那么多的肥胖者，其中就与法国人喜饮红酒有关。而且，地中海地区的人几乎都是健康长寿的。地中海型的饮食结构呈现出金字塔形态，主要是充分摄取通心面、面包、米饭等谷类，而且每天都配合新鲜的蔬菜、水果、豆类，以及适量的橄榄油、优酪乳等乳制品及红酒。使用红酒减肥法时最好是每星期食用 2~3 次鱼、鸡等，瘦肉是每月 2~3 次。用餐的同时配合适量的红酒，再加上适度的运动。

红酒炖梨减肥法：红葡萄酒 500 毫升（酒的颜色越紫红越好），西洋梨 2 个，肉桂半支（约 50 克），丁香 10 克（肉桂条和丁香在中药店就能买到）。制法：将西洋梨削皮，肉桂切成细条状。削好的西洋梨对剖去蒂，再用小汤匙把种子挖出。将所有材料放入锅中，倒入红酒（约八分满），加热至红酒沸腾即可。佐餐食用，主治高脂血症、肥胖症。

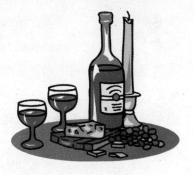

咖 啡

咖啡是许多人喜欢喝的饮料，一杯 100 克的咖啡只有

2.55 千卡的热量。此外，咖啡有利尿作用，还可以促进血液循环。在高温煮咖啡的过程中，会产生一种抗氧化的化合物，它有助于抗癌、抗衰老，甚至有防止心血管疾病的作用，可以与水果和蔬菜媲美。咖啡中的咖啡因，具有促进脂肪分解的作用。

喝咖啡减肥的要诀：①不要加糖。如果不习惯咖啡的苦味，可以加少许的奶，但千万不能加糖，因为糖会妨碍脂肪的分解。②热咖啡比冰咖啡有效。热咖啡可以帮助人体更快地消耗体内的热量。③浅度烘焙的咖啡为好。烘焙温度高的咖啡，味道虽然浓郁，但咖啡因含量比较少，不利于减肥，而味道比较淡的美式咖啡则比较有利减肥。

冬 瓜

多吃冬瓜能养胃生津，清胃降火，使饮食量减少，非常有助于减肥。中医理论认为："欲得体瘦轻健者，则可常食之，若要肥，则勿食也"。现代医学研究认为，冬瓜与其他菜相比不同的是不含脂肪，含钠量极低，有利尿排湿的功效。因此，常吃冬瓜有明显的减肥轻身作用，对肾炎水肿者有消肿作用，也是糖尿病及高血压病患者的理想佳蔬。

冬瓜的食用方法很多，以烧、烩、蒸和煮成汤菜为宜，也可与芦笋、番茄、丝瓜片、蘑菇片等做成素席名菜，或与鱼、肉、虾、鳝、燕窝等相配，烹煮成香浓味鲜的荤肴。

在烈日炎炎的夏天，用冬瓜与鲜荷叶一起添水煮食，还可制成沁人心脾、消暑解渴的减肥饮料。

冬瓜汤减肥法：芦荟3片，冬瓜500克，红枣5个，雪梨一个，蜂蜜适量。芦荟、冬瓜洗净切段，红枣、雪梨洗净切块。将冬瓜放入锅中，加入5杯水煮开，转小火煮至熟，再加入红枣、雪梨、芦荟及盐略煮即可。此汤能预防肥胖和消除中医所说的因肝火、燥热而引起的体湿与水肿。

🌳 紫 菜

紫菜含糖类、钙、磷、铁、锌、碘、锰、氨基酸、藻红蛋白、磷脂、烟酸、有机酸、挥发油及维生素A、维生素B_1、维生素B_2等。其中有些成分是陆生蔬菜所没有的。近几年来，世界上许多国家都开展对紫菜的食用研究，发现经常吃紫菜可使体液保持弱碱性，于健康有利，并对高血压病、糖尿病、癌症等多种疾病有辅助治疗作用，且有利于减肥。紫菜其味甘、咸，性寒，有软坚化痰、清热利尿的功效，主治瘿瘤、瘰疬、水肿、肥胖等。另外，多食紫菜对胃溃疡的治疗及对防止和治疗妇女更年期疾病有很好的作用，而且对延缓衰老，防治贫血、皮肤生屑及瘙痒，预防蛀牙，治疗夜盲症、高血压、高血脂都有很好的功效。

紫菜海带汤能去脂减肥。紫菜海带汤的做法：紫菜10克，海带20克，冬瓜皮30克，西瓜皮50克，盐少许。将紫菜、海带、冬瓜皮、西瓜皮同放一锅中，加清水适量煮之，盛入碗中或汤盆中即成。既想美食又想减肥的人不妨将紫菜当成生活中必不可少的食物。

🌳 西红柿

一个 120 克重的西红柿约有 30 千卡的热量、95 克水分、1.5 克蛋白质、0.3 克脂肪、6.3 克糖类、1.4 克纤维素，还含有丰富的钙、磷、铁质、维生素 A、维生素 B_1、维生素 B_2、维生素 C、维生素 E、番茄红素等等。虽然西红柿本身没有直接减肥作用，但它低卡高纤的特质有助排毒减肥，多吃能饱肚，从而避免了吃其他高卡食品的机会，间接达到减肥目的。

西红柿瘦身法：每日其中一餐只吃西红柿，烹调时要注意少油、少盐、少糖，每餐之间只可以 1 个生果充饥。有胃病的人不宜经常食用西红柿，以免导致胃酸分泌过多，引起不适。未成熟的西红柿含西红柿碱，会引起头晕或恶心等问题，不可食用。

🌳 牛 奶

研究发现钙质的摄取能够减少体内脂肪的堆积，达到延缓体重增加的效果。牛奶含钙量较多，肥胖者食用牛奶减肥效果相当显著。研究人员认为，如果减肥者的钙质摄取来源是"乳类食品"，而且钙质每日摄取量超过 1 000

毫克时，可保持相对好的体型。研究数据显示，根据每天进食热量少于 1 900 千卡的标准，当摄取钙质少于 780 毫克时，体内脂肪比例比较容易增加；当摄取钙质为 1 000 毫克时，体重可减少 3~4 千克。如果能够配合运动，减肥效果更为明显。但是当每天进食热量超过 1 900 千卡时，上述的减肥效果就看不出来。此外，从牛奶、乳酪、优酪乳中摄取钙质的效果，比吃蔬菜、豆类、钙片或健康食品要好。研究人员指出，当吃下去的总热量相同时，钙质摄取比例越高，脂肪的新陈代谢会更活跃，使得保持体重的效果更明显。他们建议，最好能够通过运动、正常进食、增加牛奶摄取比例等联合应用的方式，来达到减肥目的。

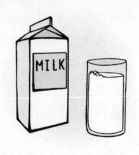

苹 果

食用苹果使人体摄入的热量减少，不足部分就需要体内积蓄的热能——脂肪供给。体内的多余脂肪被消耗掉，人就自然而然地实现了减肥目的。苹果减肥可以使人们的消化系统得到充分的休息，恢复其本来的功能，从而得以正常工作；可以促进血液内白细胞的生成，提高人体的抵抗力，增强免疫力；同时也使人们的神经更趋健全，内分泌功能更加合理，所以苹果减肥法对改善人们的精神面貌，

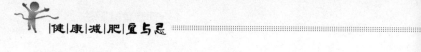

促进皮肤的正常生理活动十分有益。

苹果减肥法：苹果减肥法非常简单，只需要3天持续吃苹果和喝矿泉水，其他食物一概不吃即可。另外，苹果本身含有大量食物纤维，能帮助消除宿便，而且其钾质具利尿作用，可让体内残余的废物随着尿液排出体外，有美容的效果。

需要注意的是，1个苹果大约有100千卡的热量，虽然3天内可无限量地吃苹果，但一般人每次最多只可吃2~3个。而且在施行此瘦身法之后的3天内，只能食粥或蔬菜等较易消化的清淡食物，让身体慢慢适应，否则肠胃在过度饥饿后，一旦接触高热量食物，将会过量吸收，不但增加肠胃负担，而且会使身体比之前更肥胖。另外需要注意应用这种减肥法宜防营养不良。

冻豆腐

当前，国外正推广通过吃冻豆腐来减肥，这可是一种行之有效而又营养科学的减肥方法。研究证明，新鲜豆腐经冷冻后，其内部结构发生了变化，其形态呈蜂窝状，具有孔隙多、弹性好、营养丰富、产热少等特点，食后易产生饱腹感，对减肥者来说，不会造成明显的饥饿感。而且，豆腐冻制后，能产生一种酸性物质，这种酸性物质能破坏人体的脂肪，促进体脂代谢，并可促进吸收人体胃肠道及全身组织的脂肪，利于脂肪排泄，从而达到减肥目的。

冻豆腐吃法多种多样，可依自己的爱好而定，既可做冻豆腐汤，也可与一些蔬菜炒食。此菜最好每天食用，并保持一段时间方能收到较好的减肥疗效。营养丰富的新鲜豆腐制成冻豆腐后，其维生素、蛋白质、矿物质等破坏很少，仍不失为营养佳品。

 ## 食 醋

研究者认为，食醋中所含的氨基酸，不仅可消耗人体内的脂肪，而且能使糖、蛋白质等新陈代谢顺利进行。据研究，肥胖者每日饮用 15~20 毫升食醋，在 1 个月内就可以减轻体重 3 千克左右。所以追求时尚减肥法的人，不妨采用食醋减肥法一试。

减肥者应坚持的饮食方式

医学研究表明，如果一个人膳食不合理，营养过剩，就会发胖。肥胖不仅影响人的形体美，而且还是诱发心血管病、糖尿病及结石等现代文明病的因素之一。近年来，国外许多专家、学者对通过控制饮食而减肥的途径进行广泛而深入的研究，提出了不少对减肥行之有效的饮食方式，现做简单介绍。

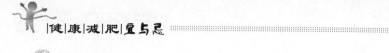
🌱 吃饭宜慢

日常就餐时减慢进食速度，可以起到减肥的作用。医学减肥专家经过观察发现，同样的食物同样的量，肥胖男子常于8~10分钟吃完，而消瘦者多用13~16分钟吃完。研究者指出，食物进入人体，血糖就要升高，当血糖升高到一定水平，大脑食欲中枢发出停止信号时，快食者往往已经吃了过多的食物，所以会引起肥胖。因此减肥者在吃饭时要细嚼慢咽，减慢进食速度，这样可有效控制食量，以起到减肥的作用。

🌳 饭前喝汤

汤除了能滋润肠胃，帮助消化，促进食欲外，很重要的一点还在于它有一定的食疗作用。饭前喝汤与吃别的营养丰富的菜相比，摄入的热量要少50千卡，因此对那些节制饮食的减肥者来说，如在一个星期中，有4次吃饭时饭前喝汤的话，那么坚持10个星期，他们的体重将会减轻。

🌳 少食多餐

这是目前一些西方国家流行的饮食减肥方法。医学专家认为，少食多餐可使空腹时间缩短，防止脂肪积聚，有利于防病保健，增进人体健康。国外医学家研究证实，每天食3餐的学生与每天食5~6餐的学生相比，前者学生皮下脂肪要厚得多。这表明空腹时间越长，造成脂肪积聚的可能就越大，更容易使人发胖。故不吃早餐者，发胖的危险性更大。所以减肥者不要不吃早餐，更要注意少食多餐。

🌳 分食减肥

这是国外营养学家研究提出的一种新式减肥法，它主要是要求减肥者在每一餐进食中，不能同时吃某些食物。比如，人们在吃高蛋白、高脂肪的荤菜时，可以食用一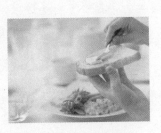种蔬菜，但不能喝啤酒，不能吃面包等糖类食品。究其原因，主要是人体脂肪还可由蛋白质、糖转化而成，人们在食用高蛋白食品时，不食用糖类，人体也就不易因增加脂肪而发胖了。

🌳 蔬菜餐减肥

蔬菜餐是指以蔬菜、水果为主，完全不吃或基本不吃谷类或肉类食品，以大大降低膳食的总热量与脂肪摄入量。因为肉类食品很容易转化为脂肪，脂肪在人体内储存起来而使人肥胖。而蔬菜中的蛋白质或糖类少，从而不易转化为脂肪，特别是不含糖分的绿色蔬菜对减肥更为有效。

🌳 三餐均衡减肥

减肥的人一日三餐要定时定量，早餐一定要吃，晚餐

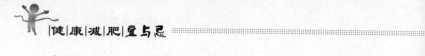

一定要少吃。不吃早餐，中餐对付，晚上会餐，这样不利于减肥。不吃早餐的人，一上午要忍饥挨饿，一旦有机会吃东西，便会多吃，或可能在午饭前吃一些高糖、高油脂的零食。这样一天下来，会比平时摄取更多的热能，倒不如把一天的热能摄取量平均分为 3 顿或 4 顿吃，使血糖不至于忽上忽下，比较容易控制食量。人们常见的体重过重的人常是不吃早餐的人。

喝茶有益于人体减肥

茶是当前世界上最好的保健饮料之一。饮茶不仅能增进营养，而且能预防多种疾病，对防治肥胖也有很好的效果。茶叶中所含的维生素 C、维生素 E 的量比一般水果高出 5~25 倍；茶多酚和茶碱等成分能改善微血管壁的渗透性能，有效地增强血管的抵抗能力，起到生物氧化剂的作用，防止血管壁物质的过氧化作用，从而防止血管硬化，减轻肥胖引起的并发症。茶可有效防止肥胖，这是因为茶中富含的维生素 B_1 能将体内脂肪分解并转化为热能。如果能懂得利用药茶减肥，不但可以安全地瘦身，还可以调理身体。

减肥者宜喝的减肥药茶

　　药茶疗法是指应用某些中药或具有药性的食品，经加工制成茶剂以及饮、汤、浆、汁等饮料，用于防治疾病的一种方法。对胃肠道有刺激的药茶，宜饭后服，以减轻对胃肠刺激。自己配制药茶时，必须选用质量好的原料，霉变或不洁者禁用，并应遵照医嘱的要求配方制作。服有中药配伍的药茶期间，一般忌食生冷、油腻等不易消化或有特殊刺激性食物，同时要因证选用或忌食，如热证忌食辛辣、油腻；寒证忌食生冷；疮疡或皮肤病者忌食鱼、虾等。这些对提高疗效，促进早日康复均有裨益。现介绍几种能减肥的药茶方，以供选用。

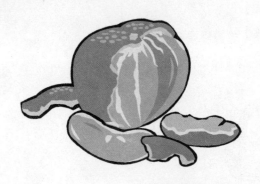

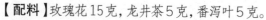

【配料】玫瑰花15克，龙井茶5克，番泻叶5克。

【制法】按照一般泡茶包的方法浸泡便可。

【用法】代茶饮用。

【功效】降脂减肥。龙井茶有助于去脂，番泻叶有助大便畅通，而玫瑰花则可疏肝排毒。所有原料有助于减肥。

【禁忌】因为番泻叶有轻泻作用，气血差及身体较弱之人不宜服用。

【配料】乌龙茶叶3～5克。

【制法】用开水冲泡后饮用。

【用法】代茶饮用。

【功效】清热消渴，降脂减肥。

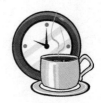

爱心提示

乌龙茶是常饮的青茶之一，以该茶的创始人（清代苏乌龙）而得名，往往是"茶痴"的最爱。乌龙茶既有红茶的浓鲜味，又有绿茶的清香，味道较为清淡。乌龙茶不寒不热，是一种中性茶，适合大多数人饮用。乌龙茶是半发酵茶，几乎不含维生素C，却富含铁、钙等矿物质，含有促进消化酶生成和分解脂肪的成分。饭前、饭后喝一杯乌龙茶，可促进脂肪的分解，使其不被身体吸收就直接排出体外，防止因脂肪摄取过多而引发肥胖。

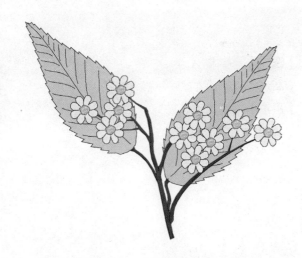

决
明
子
减
肥
茶

【配料】荷叶3克，决明子6克，制大黄3克，首乌3克。

【制法】用开水冲泡。

【用法】代茶饮用。

【功效】消积润肠，利减肥。适用于肥胖、便秘患者。

【配料】白茅根20克。

【制法】开水泡10分钟，当茶饮。

【用法】代茶饮用。

【功效】利湿除胀，减肥消积。适用于单纯性肥胖、高脂血症。

茅
根
减
肥
茶

荷叶减肥茶

【配料】鲜荷叶1张（晒干），生山楂、生薏米仁各10克，陈皮5克。

【制法】将上药共研细末混匀，开水泡饮。

【用法】代茶饮用。

【功效】利湿除胀，减肥消积。适用于单纯性肥胖、高脂血症。

【配料】嫩槐叶2.5千克。

【制法】取嫩槐，蒸熟后曝干，捣碎为末作茶。随时饮用。

【用法】代茶饮用。

【功效】祛风润肠，减肥降压。适用于肥胖、高血压病等。

槐叶减肥茶

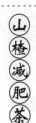

山楂减肥茶

【配料】山楂、槐花各 10 克，麦芽 15 克，枸杞 30 克及萝卜 1 条。

【制法】先将萝卜加 1500 毫升（约 6 碗）的水，大火煮沸再转小火直到萝卜煮熟。加入其他药材，再煮 15 分钟即可。

【功效】山楂可降低胆固醇和血脂，避免消化不良。麦芽能消除米、面堆积引起的胃胀不适。槐花可以预防因生活不规律，熬夜后引起的火气上升或痔疮发作。

枣叶减肥茶

【配料】红枣 50 克，番泻叶 100 克。

【制法】将枣去核，焙干，捣为粗末；番泻叶亦焙干轻捣，混合均匀，装瓶备用。

【用法】每次取 5 克，用沸水冲泡，加盖焖 20 分钟后，代茶饮用。

【功效】健脾减肥。

绿豆减肥茶

【配料】绿豆80克，生大黄5克，蜂蜜20克。

【制法】将绿豆洗净，放入沙锅，加清水适量，浸泡25分钟，待用。将生大黄洗净，切片，加水煎约15分钟，取汁100毫升，备用。浸泡绿豆的沙锅置火上，大火煮沸，改用小火煨煮1小时，待绿豆酥烂，离火，将生大黄汁与蜂蜜兑入绿豆汤中，拌和均匀即成。

【用法】代茶饮用。

【功效】清热解毒，散瘀通便，活血减肥。

【配料】制大黄3克，蜂蜜15克。

【制法】将制大黄洗净，晒干或烘干，研成极细末，备用。每次1克，倒入大杯中，用沸水冲泡，加盖，焖15分钟，兑入15克蜂蜜，拌和均匀。

【用法】代茶饮用。

【功效】祛瘀减肥。

大黄减肥茶

爱心提示

　　大黄性味苦寒，具有导泻、利胆、抗菌消炎、减肥、利尿、止血等功效。但大黄的减肥作用是有限的，还需要配合适当的运动、控制饮食等综合措施才能奏效。大黄在祖国医学上，确实是味好药，但"是药三分毒"，大黄虽好，也不可久服，久服大黄可引发肝硬变、电解质紊乱等并发症，因而此茶也不可长期服用。

决明减肥茶

　　【配料】炒决明子30克。

　　【制法】将炒决明子放入有盖杯中，用沸水冲泡，加盖焖15分钟即可饮服，一般可冲泡3~5次。

　　【用法】代茶饮用。

　　【功效】清肝减肥，明目润肠。

金橘萝卜茶

【配料】金橘5个，萝卜1/2个，蜂蜜20克。

【制法】将金橘洗净后去籽，捣烂。萝卜洗净，切丝榨汁，将金橘泥、萝卜汁混匀，放入蜂蜜调匀。

【用法】代茶饮用。

【功效】顺气和胃，减肥、护肝。适宜于肝郁气滞型肥胖。

三七减肥茶

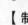

【配料】三七5克，绿茶3克。

【制法】将三七洗净，晒干或烘干，切成饮片或研末；三七与绿茶同放入杯中，用沸水冲泡，加盖，焖15分钟即可饮用。一般可连续冲泡3~5次。

【用法】代茶饮用。

【功效】活血化瘀，抗肥胖。

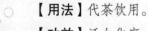

【配料】川桃花15克。

【制法】桃花泡水喝。

【用法】代茶饮用。

【功效】能减肥，并使脸色红润。

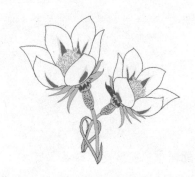

贴心提示

　　桃花减肥茶在中医经典《肘后方》、《千金要方》中都有收载，均指出桃花能"细腰身"，说明本品具有减肥作用。中医理论认为桃花之所以能减肥，是因为它具有荡涤痰浊，使之从大便而出的功效。

喝这样的药粥对减肥有益处

药粥疗法，是在中医理论的指导下，选择适当的中药，和米谷配伍，再加入一定的调味配料，同煮为粥，是以药疗疾、以粥扶正的一种预防和治疗疾病的食疗方法。药粥疗法简单易学，不受任何条件限制，不需要掌握高深的理论，只要通过实践，运用得当，可收到明显的预防保健，防病治病效果。药粥疗法强调对人体进行整体调理，多病同治，特别是对久病未愈的疑难怪病和顽疾有单纯药物所不及的独特疗效。更为重要的是药粥疗法能将日常治疗寓于美食之中，长期坚持能达到其他疗法达不到的疗效，对于无病之人还可以起到强身健体的作用。因为药粥的主要原料是糯米、粳米，其本身就是一味健脾益气的佳品。以下药粥对于减肥瘦身有一定的作用。

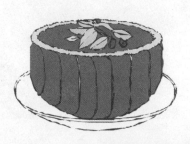

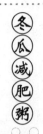

冬瓜减肥粥

【配料】新鲜冬瓜 80~100 克，粳米 100 克。

【制法】将冬瓜去皮后洗净，切成小块，再同粳米一起置于沙锅内，一并煮成粥即可。

【用法】每日早晚两次服用。

【功效】利尿减肥，清热止渴。适用于中医湿盛型肥胖。

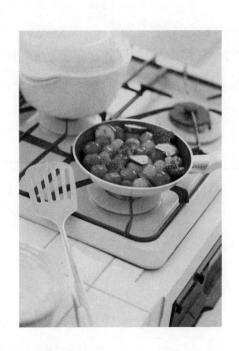

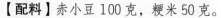

小豆减肥粥

【配料】赤小豆100克，粳米50克。

【制法】先将赤小豆洗净，浸泡2~3小时，煮烂后，加粳米煮粥。

【用法】每日早晚，以此粥为食。

【功效】利水消肿，解毒排脓，清热去湿，健脾止泻，消脂减肥。

茯苓减肥粥

【配料】白茯苓15克，粳米50克。

【制法】白茯苓研为细粉，与粳米煮粥。

【用法】每日早晚，温热食服。

【功效】渗湿利水，健脾和胃，宁心安神，消脂减肥。可治小便不利、水肿胀满、痰饮咳逆、呕逆、恶阻、泄泻、遗精、淋浊、惊悸、健忘等症。适宜于减肥之人食用。

芡实减肥粥

【配料】芡实米 50 克，粳米 100 克。

【制法】煮粥。

【用法】每日早晚，温热食服。

【功效】益肾，固精，补脾，止泻，祛湿，止带。用于梦遗、滑精、遗尿、尿频、脾虚久泻、白浊、带下。宜于中医水湿过盛的减肥者食用。

【配料】新鲜荷叶 1 张，粳米 100 克，冰糖适量。

【制法】取粳米煮粥，待粥熟后加适量冰糖搅匀，趁热将荷叶撕碎覆盖粥面上，待粥呈淡绿色取出荷叶即可食用。

【用法】可做夏季清凉解暑饮料，或做点心供早晚餐，温热食用，也可凉饮。

【功效】清暑利湿，升发清阳，止血，降血压，降血脂。适用于中暑、高血压、高脂血症、肥胖以及夏天暑热所致的头昏脑胀、胸闷烦渴、小便短赤等。

荷叶减肥粥

爱心提示

　　荷叶为多年水生草本植物莲的叶片。中国自古以来就把它奉为瘦身的良药。明代有一本书记载着："荷叶服之，令人瘦劣。"其主要原因是荷叶的主要成分叫荷叶碱，它具有消脂作用。荷花的根（藕）和叶有单纯利尿、通便的作用。经过炮制后的荷叶味苦涩、微咸，性辛凉，具有清暑利湿、升阳发散、祛瘀止血等作用，对多种病症均有一定疗效。

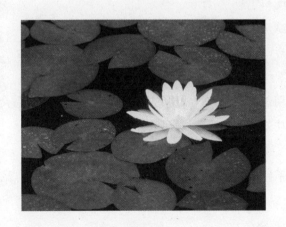

小米减肥粥

【配料】小米粉、粳米各适量。

【制法】将小米粉加适量冷水调和，将粳米煮沸后加入小米粉糊同煮为粥。

【用法】早晚餐温热服用。

【功效】减肥，降压。对动脉硬化、冠心病、心肌梗死及血液循环障碍有一定的辅助治疗作用。高脂血症者常服也有效。

【配料】绿豆50克，粳米100克。

【制法】先将绿豆洗净，后以温水浸泡2小时，然后与粳米同入沙锅内，加水1000毫升，煮至豆烂米开汤稠。

【用法】每日2~3次顿服，夏季可当冷饮频食之。

【功效】清热解毒，解暑止渴，消肿，减肥。适用于暑热烦渴、疮毒疔肿、食物中毒等。

【禁忌】脾胃虚寒腹泻者不宜食用。

绿豆减肥粥

轻松喝汤，快速减肥

汤羹是以肉、蛋、奶、海味品等原料为主，加入药物熬煮成较浓稠的汤液。这种汤羹是具有特殊疗效的食品，它既有药物汤剂的优点，又无损伤脾胃之弊端，还能补益气血，扶脾益胃。汤羹质地稀软，糜烂，加工时间长，水分多，有利于在体内的吸收。汤、羹基本属于同一种烹调方法，区别在于汤大多不勾芡，而羹大多勾芡。在我国大部分地区都有喝汤、羹的习惯。不同的是，有的饭前喝，有的饭后喝。但用于减肥的汤羹又不同于一般的汤羹，需要根据减肥者的症状，依据药物的性能特点，进行配方，还需要依据汤羹配料特点进行具体操作。为减肥者提供的汤羹常用方，在使用前最好先与自己的病症辨证，以提高疗效。经过多年的观察，此类汤羹方适宜于绝大多数的减肥者。

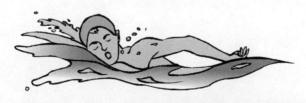

冬瓜减肥汤

【配料】冬瓜500克，麻油、味精适量。

【制法】将冬瓜洗净，去皮切块，入锅中加水熬汤，加麻油、味精调味。

【用法】早晚餐温热服食。每日1剂，连服数日。

【功效】利水，消肿，减肥。适用于急性肾炎水肿、肥胖症伴有水肿者。

【配料】冬瓜1 000克，鲤鱼1条，各配料适量。

【制法】冬瓜去皮、瓤，洗净切片。鲤鱼去鳞、鳃、内脏，洗净，下油锅煎至金黄色，去腥，后加入适量清水，下料酒、盐、白糖、姜熬至半熟。加入冬瓜熬烂，加胡椒粉调味。

【用法】早晚餐温热服食。每日1剂，连服数日。

【功效】清热，利水，减肥。

冬瓜鲤鱼汤

【配料】鲤鱼500克，酒、盐、生姜各适量。

【制法】鲤鱼洗净，去鳃及内脏，滚水氽烫。水烧开，放入鱼、姜及其他调味料，转小火煮15分钟（视鱼大小而定）至鱼熟。

【用法】早晚餐温热服食。每日1剂，连服数日。

【功效】利水，减肥。鲤鱼含丰富蛋白质、铁质、钙质，以及各类维生素。鲤鱼汤热量低，且可促进乳汁分泌，宜于产后肥胖者食用。

【配料】新鲜荷叶1张，冰糖适量。

【制法】鲜荷叶加水适量熬汤后加入适量冰糖即可。

【用法】早晚餐温热食用。

【功效】清暑利湿，升发清阳，降脂减肥。适用于高脂血症、肥胖症以及夏天感受暑热所致头昏脑胀、胸闷烦渴、小便短赤等。

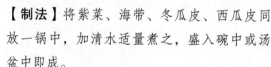

【配料】海带20克，紫菜10克，冬瓜皮30克，西瓜皮50克，盐少许。

【制法】将紫菜、海带、冬瓜皮、西瓜皮同放一锅中，加清水适量煮之，盛入碗中或汤盆中即成。

【用法】可饮汤食海带、紫菜，在午餐饭前食用为宜。

【功效】降脂减肥。此汤清淡，有海鲜味。

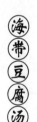

【配料】豆腐3块，水发海带100克，酱油、精盐、味精、香油、花生油、葱花、水淀粉各适量。

【制法】将豆腐切成小方丁，海带切丝待用。将汤锅置火上，放入花生油烧热，下入葱花炝锅，烹酱油，放精盐，加入清水、豆腐丁、海带丝，待汤开后，加味精，用水淀粉勾稀芡，淋入香油，起锅盛入汤碗内即成。

【用法】可饮汤食海带，在午餐饭前饮用为宜。

【功效】降脂减肥。此汤清淡，宜于减肥者饮用。

爱心提示

从食品成分表看，在海带的热量单位栏没有数字记录。但这并不意味着是零，因为海带的主要组成物质是藻朊酸或甘露醇，这种物质是热量低的糖类，只是它的热量非常小。海带还含有蛋白质和脂肪，只是其含量有限。两者加在一起的营养价值仍很低。但对于想严格控制热量摄取、正在减肥的人来说，海带是一种好食品。海带对缓解便秘有效，因为它能刺激肠壁，使肠道迅速畅通，而且其味道鲜美。所以生活中利用这种低热量的海带减肥是可取的。海带还含有甜菜碱和海带氨酸，前者能阻碍胆固醇吸收，后者能起到降血压的作用。

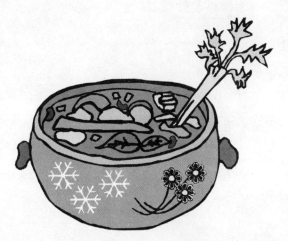

减肥者最可用的药酒治疗方

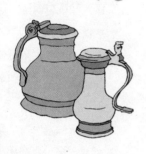

酒本身也是药物，并素称"百药之长"。而药酒更是古老而常用的制剂，中医理论认为它能"通血脉，厚肠胃，散湿气，消忧解怒"。酒可以浸出许多水不能浸出的有效成分，是很好的有机溶媒，多数药物的有效成分都可溶在其中，减肥者适量饮用可达到疗疾瘦身的作用。

枸杞银花酒

【配料】枸杞 100 克，金银花 60 克，白茯苓 80 克，白酒 1 000 毫升。

【制法】将枸杞、银花、茯苓放入白酒里浸泡 1 个月。每两天摇动药酒 1 次，30 天后进行过滤，所得滤液即可饮用。

【用法】每次取 10~15 毫升，加水对饮，每日 1~2 次。

【功效】补养肝肾，祛脂减肥。宜于肝肾不足的肥胖患者饮用。

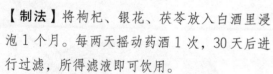

莲子减肥酒

【配料】莲子、藕、荷花、白术各200克，白酒适量。

【制法】上述配料加入白酒适量，浸泡1个月。

【用法】每天饮用1次，每次15~25毫升，四季皆可饮服。

【功效】健脾，降脂，减肥。适于减肥者饮用。

枸杞减肥酒

【配料】枸杞子150克，生地黄90克，大麻子150克。

【制法】先蒸大麻子，摊开散去热气，与枸杞、地黄相合，装入绢袋，以酒浸之，密封。春夏7日，秋冬14日，取出即可服用。

【用法】每天饮用1次，每次15~25毫升。

【功效】滋阴，降脂，减肥。

菊花减肥酒

【配料】甘菊花200克，生地黄100克，当归50克，枸杞50克，粳米300克，酒曲适量。

【制法】将甘菊花、当归、生地黄、枸杞入锅中，加水煎汁，用纱布过滤待用。将粳米煮半熟沥干，和药汁混匀蒸熟，再拌适量酒曲，装入瓦坛中，四周用棉花或稻草保温发酵，直到味甜即成。

【用法】每日2次，每次3汤匙，用开水冲服。

【功效】降压，明目，降脂，减肥。适宜于肥胖伴有高血压的患者饮用。

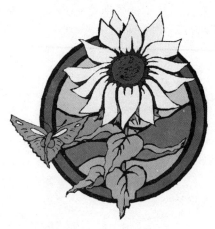

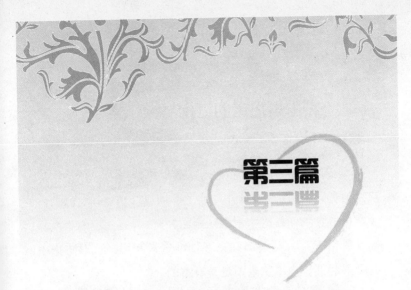

第三篇

减肥要追求营养素的均衡

减肥者热量的进出与维生素

营养专家认为减肥者无论是减少热量摄入，还是增加热量消耗，均应注意适量补充维生素。但对一般减肥者而言，仅靠摄取食物而使维生素得到全面补充，尚有一定的难度。在这种情况下，可适当补充多种维生素制剂，这对防止由减肥引起的体内维生素不足是有益的。

减少热量摄入时宜适当补充维生素

减肥者通常需要控制饮食以限制总热量的摄入，而由于饮食摄入减少，由此可造成维生素供应不足。所以，减肥者需要额外补充一些维生素制剂，主要补充维生素 B_1、维生素 B_2、维生素 C、维生素 A 等。虽然维生素本身不产生热量，但却是人体新陈代谢过程中的重要物质，正在减肥者必须保持充足的摄入，才能满足人体正常生理功能的需要。正在减肥的人可在膳食中增加麸皮面包、

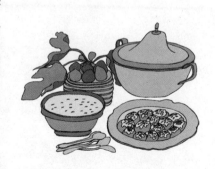

燕麦片、新鲜蔬菜等的摄入，这样既可增加由膳食纤维引起的饱腹感，而且还可在不增加热量的同时，适量补充 B 族维生素、维生素 C、维生素 A、维生素 E、β - 胡萝卜素、叶酸等。

🌳 增加热量消耗宜适当补充维生素

运动是大多数减肥者常用的增加热量消耗的方法，但有些人用这种方法减肥却失败了，究其原因可能有以下几个方面。

（1）没有与膳食减肥配合好。

（2）运动量掌握不当。运动量过小，消耗不够；运动量过大，造成过度疲劳，以致难以坚持。

（3）运动时间不够长。人体运动 20 分钟以内是依靠葡萄糖供给热量，之后才开始消耗脂肪。因此，运动时间至少应在 30 分钟以上。

（4）不能持之以恒。

除此之外，还应看到，增加热量消耗的同时，其他营养素的消耗亦会增加。如平均每增加 4 180 千焦（1 000 千卡）的热量消耗，需要增加 0.5 毫克的维生素 B_1 和 0.5 毫克的维生素 B_2 的消耗，且随

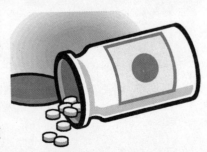

着运动量的增加，人体对抗氧化的营养素，如 β－胡萝卜素、维生素 C、维生素 E 等的需要也随之增加。因此，在通过运动而减肥的过程中，注意维生素的额外补充是十分重要的。否则，运动后会出现疲劳、头晕等现象，并因营养素的不足而有害健康，同时也会影响到减肥的效果。

爱心提示

　　早餐食维生素咀嚼片和蔬菜精片，晚饭则是矿物质片，有人将这种饮食方式称为"维生素餐"。有些爱美的时尚女性把"维生素餐"当成了减肥之宝，只要觉得肚子饿了，就嚼几片。这些人为了减肥，米饭、菜肉是坚决不碰的。尤其是一到夏季，有的女性为了穿漂亮衣服，把吃维生素餐更是当成非常有效的秘方。

　　但医学专家指出，吃"维生素餐"并非健康的减肥方式，长期应用此法还会危害健康。因为人体每天都需要全面、均衡、适量的饮食，糖类、蛋白质、脂肪一样都不能缺少。如果人体缺少这些物质的摄入，就会引起乏力、疲劳、免疫力下降等症状。而维生素餐并不能替代这些物质，维生素本身是不含热量的。因此医学专家提醒爱美的女士，"维生素餐"不能提供充足的营养，不要为了追求所谓的美感而损害自己的健康。

矿物质补充与减肥效果有关

营养学家指出，人体之所以会肥胖，与人体缺乏钙、铁、锌、铬、镍、锰等矿物质微量元素有关。也就是说人体可通过补充微量矿物质元素来提高人体代谢率，有利于减肥。

减肥宜补钙

研究人员发现，钙和脂肪代谢之间存在着潜在的关系。饮食中的钙能决定热量是以脂肪的形式储存还是分解释放。实验证明，高钙低热量的饮食比低钙饮食更能帮助人减肥。高水平的钙具有抑制储存脂肪激素的作用，所以人在进食高钙食物时，尽管摄入的热量与原来相同，但体内的脂肪会显著减少，这就是补钙减肥的结果。所以，减肥者应在医生的指导下适当补充钙制剂。

减肥者忌过量吃盐（限钠）

研究发现，饮食中盐（氯化钠）的摄入量是钙的排出量多寡的主要决定因素。即盐的摄入量越多，尿中排出钙的量越多，钙的吸收也越差。这就是说，少吃盐等于补钙，少吃盐对钙实际起到了"不补之补"的作用。另外，适当减少盐的摄入量还有助于防治高血压病，减少心脑血管病的发生。

按照世界卫生组织推荐的标准，每人每日吃盐量以5克为宜，不要超过6克。我们知道，正常人24小时的排盐量为3~5克，那么在食物中每日补充5克盐，就可以满足人体正常需要。而我国城镇居民吃盐量普遍偏多，大多数地方平均每人每日摄入的盐在6克以上。

🌳 素食减肥者宜补铁、补锌

素食减肥者宜注意补充铁和锌，因为这些矿物质很难在肉类以外的食物中获得。虽然全麦食物含有大量的铁，但这些铁几乎不能被吸收进入血液。而肉类是人体摄入铁的最佳食物来源，儿童和女性（特别是孕妇）最需要摄入肉类中的铁。但减肥者吃肉并不是补铁和补锌的最好办法，因为过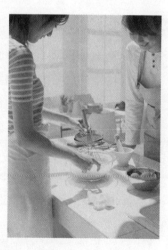量食用不利于减肥。所以吃一些补铁补锌的营养药片用来补充铁与锌，对减肥者的身体健康大有益处。

饮水减肥法

水和空气、阳光一样，是人类生存的基础。人们想拥有健康的身体，不仅取决于营养丰富的食品，更取决于日常科学饮水。所以自古及今就有"药补不如食补，食补不如水补"，"民以食为天，食以水为先"的说法。现代医学研究也认为，健康水是最廉价、最有效、最安全的保健品。水在大脑里的比重为75%，在心脏中为80%，在肾脏则为83%，就连骨头中22%都是水。人体一天共约排出2 350毫升的水分，如果3天没有补充水分，性命恐怕难保。科学饮水可以防治心血管疾病、尿路结石、膀胱炎、感冒、便秘、皮肤病，而且科学饮水还可以帮助爱美的人减肥。但减肥者如何给身体补水，如何补得健康，补得合理，这些问题都需要科学的指导，以及你对自己身体的了解。科学的补水，能补出健康的身体，补出好的体形；盲目地补水，不仅事倍功半，还会物极必反。由此可见，喝水减肥确实是一门学问。

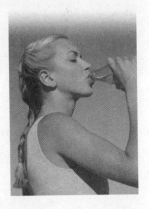

🌳 适量摄入水分

人体新陈代谢若没有水分的参与，脂肪的分解就不能正常进行。另外，体内水分减少，肾脏功能就不能正常发挥，处理体内毒物的任务就要落在肝脏上。而肝脏的另一功能是参与体内的热量代谢，当体内水分少时，肝脏分解脂肪的功能就会受到影响，这样势必对减肥不利。所以减肥者每天都需适量补充水分。

减肥者一般早上起床后要空腹喝 1 杯水(300 毫升)，上午喝 2 杯，下午晚上喝 3~4 杯。喝水以少量多次为宜。吃肉多时，应多喝点水；运动强度大时也应多喝点水；汗出得多或淋浴后也应多喝点水，这样有利健康。另外，如果肥胖者在就寝前 30 分钟时喝上 1 杯水，这样既可解除空腹感，又能去掉吃夜宵的坏习惯，达到减肥的目的。

🌳 饮水减肥忌豪饮

饮水有益减肥，但也不可过量。有新闻媒体报道：一位女青年被"120"送到医院急救，原因是她听说多喝水既减肥又美容，所以她在一周内几乎每小时喝 400~500 毫升水，后突然出现头痛、呕吐症状。经医生检查，发现她的病根是饮水过量，患了脱水低钠症，专家称其为水中毒。事实上，饮水过量确实能引起水中毒。

据医学专家介绍，有些人在天热干渴得难受时，一口气来个豪饮，殊不知这是错误的饮水方法。因为人在劳动、运动之后或者经历过酷热煎熬后，身体出了很多汗，但也丢失了不少盐分，豪饮后血液中的盐分浓度下降，觉得头晕、眼花，严重的还会突然昏倒。所以，人在大量出汗后感到口渴，这时喝水应先漱漱口，然后喝少量的水，过一段时间，再喝一些。劳动或运动出汗后，若能及时补充点淡盐水，就更好了。所以提醒采用饮水法减肥的女性，要科学饮水。

巧妙食用脂类，减肥不发愁

　　肌肤体型美是无数爱美女性的追求。但从皮肤的健康美丽这一角度来说，白嫩红润的皮肤才是最好的。这其中，脂肪充当了重要角色。因为皮下脂肪可使皮肤光滑细腻，充满弹性。人们通常把如婴儿般美丽的皮肤形容做"白里透红"，要知道，那其中脂肪功不可没！

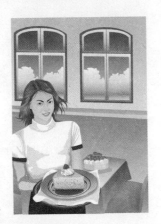

　　再者，从体型健美这一角度来说，适当摄入脂肪，对女性也有着重要的意义。因为当少女进入青春发育期时，首先需要储备

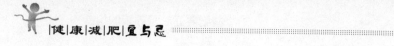

适量的脂肪，以调节内分泌系统，只有胸、臀等部位含脂量增加，才能构成女性特有的三围。而且在女性一生中的其他时期，也需要脂肪的帮助来维持"S"形的曲线美。而体内脂肪的储存，有赖于饮食中脂肪的摄取。由此可见脂肪与女性肌肤体型美密不可分。但肥胖者体内脂肪已经太多，那应该如何合理补充脂类呢？

忌脂肪摄入过量

单位脂肪产热相对蛋白质和糖来说最多，是糖类食物的 2 倍之多，所以减肥者应限制摄入过多的脂肪。对此，首先要控制烹调油的用量，每日用烹调油 10~20 克左右即可；同时还要控制油脂肥厚的食物的摄入，如烤鸭、炸鸡、红烧肉、扣肉等。对一些含脂肪过多的食物，如花生、核桃、芝麻以及各种动物油、奶油和油炸的食物，食用时也应加以节制。

忌脂肪摄入不足

减肥者虽然应控制脂肪的过量摄入，但同时也要防止摄入不足。因为有的中老年人受"有钱难买老来瘦"观念的影响，长年坚持素食，结果不但委屈了自己，健康还常常不尽如人意。其实，脂肪虽然与动脉硬化、冠心病、肥胖症有关，但脂肪作为人体的三大主要营养素之一，老年人不仅不可缺乏，还必须补足。这是为什么呢？营养学家分析说，高脂肪膳食，特别是含饱和脂肪酸及胆固醇较多的动物性脂肪高的膳食，确是引起高脂血症、冠心病、肥胖、糖尿病、癌症等多种疾病的重要因素但不是决定因素，关键在于摄取量的适当与否。

从营养学观点来看，正常人每天要从饮食中获取适量的脂肪，对于健康极为重要，因为脂肪中含有必需脂肪酸、脂溶性维生素等人体必需的营养物质。减肥者只有科学、适量摄取脂肪才能从根本上保证健康，那种禁脂和过量食用脂肪的做法都是错误的。

爱心提示

有些人身体之所以肥胖，并不是单一的脂肪积累，在很大程度上是因为饮食中缺乏能使脂肪转变为热量的营养素。只有当人们身体中的热量得以释放时，脂肪才能随之减少。而体内脂肪在转化成各种热量的过程中，需要多种营养素参与。这些营养素包括维生素 B_2、维生素 B_6 及烟酸。富含这些营养素的食物往往是减肥者不愿问津的奶类、各种豆制品、花生、蛋及动物肝脏等。如果缺乏这类营养食品，体内的脂肪就不易转化为热量，从而使体内脂肪积蓄以致肥胖。

减肥人群如何科学摄入糖类

糖的概念有广义和狭义之分。广义的糖是指各种可消化的糖类，包括有甜味的糖和没有甜味的淀粉，平常我们吃的主食如馒头、米饭、面包等都属于广义的糖类物质；狭义的糖是指精制后的白糖、红糖、冰糖和糖浆等。在营养学上，广义的糖和蛋白质、脂肪一起被喻为人体最主要的三大营养素。

糖不可以多吃，尤其是心、脑血管病患者，老年人更不宜多吃。营养学家没有规定减肥者每个人每天该吃多少糖类化合物，但提出糖类化合物的产热一般占人体总热量的60%左右为宜。也就是说，一个人摄入糖类化合物的量与他的总需热量有关。中老年人由于消化吸收功能减弱，摄入也应随之变少，而青少年正在生长发育阶段，摄入就应多一些，所以说糖类摄入还要因人而异。那么一个普通人每天应该摄入

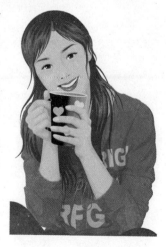

多少糖类化合物呢？一个正常的从事轻体力劳动的年轻男性，一般每天摄入主食约 500 克，女性 300~400 克，老年男性大约 300~400 克，老年女性 250~300 克，就可满足一天对糖类化合物的需求。但无论任何人（有病者除外），一天内糖类化合物的摄入不能少于 150 克（3 两），更不能一点糖类化合物都不吃，对于正在减肥的人也是如此。减肥人群在糖类摄入上应注意以下几个问题。

注意食物的含糖量

减肥者要尽量少食含糖量较高的食物。糖类化合物主要存在于各类植物性食物之中，如谷类（粳米、面粉、小米等）、根茎类（红薯、土豆、藕等），以及食用糖（砂糖、红糖、绵白糖）中。多糖类主要来自谷类、薯类、根茎类食物，单糖与双糖类除部分来自天然食物外，大部分以制成品的形式（如葡萄糖与蔗糖）存在。不同的食物含糖量是不同的（见下表）。

几类常见食物的含糖量

类别	食物名称	含糖量（%）
纯糖	红糖、白糖、蜂密、麦芽糖等	80~90
谷类	粳米、小米、面粉、玉米面等	70~80
豆类	干黄豆、红豆等	20~30
坚果类	栗子、花生、核桃等	12~40
根茎类	白薯、山药、土豆等	15~30

谨慎食用"无糖食品"

近年来，市场上相继出现了越来越多的无糖食品，有人将其称之为预防"富贵病"的食品。对此，专家指出这种说法是错误的，甚至是危险的。因为"无糖食品"其准确的说法应当是"无食用糖食品"，是相对于含食用糖的甜食而言的。即"无糖"是指不含食用糖（如白糖、红糖等），但没有食用糖，不等于没有糖存在。事实上，凡是由面粉、粳米等主要含淀粉的物质制成的食品绝对不是"无糖食品"。因为这些食品中的主要成分是淀粉，而淀粉是多糖物质，在人体内淀粉可以进一步分解为双糖、单糖。市场上常见的无糖饼干、无糖汤圆、无糖八宝粥等，只是没有加入食用糖而已，但它们本身也是用粮食做的，其主要成分淀粉经消化分解后都会变成大量的葡萄糖，与食用馒头、米饭所吸收的糖分、热量没有分别。再如"无糖奶粉"，牛奶中本来就含有乳糖，并不会因为不含食用糖而减少，乳糖经消化后同样可分解成葡萄糖和半乳糖，所以"无糖奶粉"也是有糖的。食用上述无糖食品之目的，仅在于食用后不会迅速被吸收入血液，因为无糖食品中的糖不是以单糖或双糖形式存在的。

忌过量食用面食

有人可能会有这样的疑问，吃肥肉可使人发胖，但有的人不吃肥肉，主要吃面食，为什么还会发胖？要弄清楚这个问题首先要了解面食的成分。事实上我们日常吃的面食，其主要成分都是淀粉，而淀粉在人体内经过水解后的产物就是麦芽糖和葡萄糖。因此，吃面食实际上就是吃淀粉，就是吃糖、吃葡萄糖。葡萄糖主要被用于人

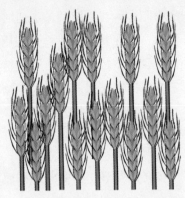

体每天的热量消耗。多余的糖一部分合成肝糖原、肌糖原储存起来，以备血糖浓度低于正常水平或急需热量时之用；另一部分则转变成体内脂肪或其他物质。因此，如果人体每天摄入的食物（哪怕只是淀粉）中所含的热量（糖类物质）超过了身体需要消耗的热量，则多余的糖就会转化为脂肪存积在体内，久而久之就造成了肥胖。这也就是为什么即使不吃肥肉，面食吃多了也会使人发胖的道理。所以为了减肥的需要，应适当控制面食的摄入。

生活中能够减肥的糖类物质

糖代谢与脂肪代谢有着密切的关系。例如在糖供给或利用有障碍时，脂肪动员加强；在糖供给充裕时，糖可转

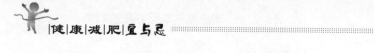

变为脂肪。在脂肪动员加速时,脂肪酸进入血液及肌肉等组织,并在其中加速氧化利用,以减少糖的需要。这样,在糖供应不足时,脂肪可代替糖供应能量,使得血糖浓度不至于下降过多。由此可见糖与脂肪在相互替代供能上,关系非常密切。那么哪些糖既可供人食用又能减肥呢?

阿戊糖

最近市场上有一种"减肥糖"深得人们的青睐,这种能减肥的糖叫阿戊糖(又称阿拉伯糖),其甜度约为白糖的40%,是一种难以消化的食物纤维,可从玉米、小麦等农作物中制取。

阿戊糖之所以能够减肥,是因为阿戊糖对小肠里分解糖的酶有一种强烈的抑制作用,使得吃进去的糖类物质在小肠内不分解、不吸收,从而减少了体内新脂肪的产生,起到了减肥效果。

大豆低聚糖

李小姐是一位曾经进入减肥误区的人。为了减肥,她曾一天只吃少量食物,终于有一天她因体力不支而晕倒。事情过去后,吸取了教训的李小姐再也不敢采用这种错误的减肥方法了,但身体却迅速胖了起来。爱美的李小姐整天心情郁闷不爽。

直到有一天,李小姐听从了一位研究大豆低聚糖的营养学家的劝告，尝试服用大豆低聚糖来减肥，服用两个月后不但减肥成功，而且身体也越来越健康了，她真是欣喜若狂。现在她又恢复了以前的青春靓丽。事实上，女性用大豆低聚糖成功减肥的例子是不胜枚举的。用大豆聚糖减肥，是从调整女性肠内环境的恶化开始解决问题，是抓住了减肥的根本，因为营养学家说，

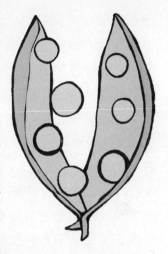

大多数人的肥胖是由于肠内环境恶化造成的，而食用大豆低聚糖最为有效。

减肥佳品：人类第七大营养素

　　膳食纤维被称为人类第七大营素养。那么，什么是膳食纤维呢？20世纪70年代前的营养学中没有"膳食纤维"这个词，而只有"粗纤维"。粗纤维曾被认为是对人体不起营养作用的一种非营养成分。然而通过近20多年来的研究，人们发现并认识到这种"非营养素"与人体健康密切相关，它在预防人体的某些疾病方面起着

重要的作用，同时也认识到这种"非营养素"的概念已不适用，因而将"粗纤维"一词废弃，改为"膳食纤维"。现在一般将膳食纤维分为两类：一类为可溶性的，一类为不可溶性的，两者合并即为总的膳食纤维。膳食纤维和淀粉一样属于多糖，但是膳食纤维与淀粉也有很大的不同。淀粉可以被人体消化吸收，可是我们人类却不能消化吸收膳食纤维。

青菜富含膳食纤维。从消化吸收的角度看，膳食纤维对人基本上没有什么作用。但是人每天都要吃很多的青菜，这是为什么呢？人吃青菜的目的一是能获得水、矿物质、维生素等营养成分，二是膳食纤维虽然不被人体利用，可是在肠道内它能够促进胃肠蠕动，防止便秘，大肠癌的发病率也会下降。除此之外，膳食纤维还能够从肠道内带走多余的、过量的营养成分，不至于使人大腹便便，这对维持身体优美的曲线和体型很重要。过量的膳食纤维还能阻碍对其他食物能量的吸收，因为纤维在胃内吸水膨胀，可形成较大的体积，使人产生饱腹感，对控制体重有一定作用。另外，饮食中膳食纤维多，人咀嚼的次数也多，因而可减慢进餐速度，有助于减肥。

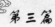

饮食减肥不要减掉"蛋白质"

　　肥胖通常是因摄取的食物所提供的总热量大于身体自身消耗的热量而造成的，因而减少食物的摄入即节食也是大多数想要减肥的人们首选的方法。但一些人为了迅速减轻体重，采取了少吃甚至不吃的方法，尤其减少肉、禽、蛋等脂肪含量相对比较高的动物性来源的食物的摄入。殊不知这类食物也是其他重要营养素如维生素、矿物质尤其是蛋白质的重要来源。

　　蛋白质虽然不是人体热量的主要来源，却是构成人体组织细胞、激素和其他生物活性物质的主要原料，它参与所有器官组织的构成，维持着机体器官组织的正常代谢与生理功能。蛋白质是抗体的主要成分，使之能识别入侵人体的细菌病毒等，驱动免疫系统工作，从而清除这些有害物质，使人体免于疾病的侵害；蛋白质还是构成机体内各类生化代谢反应的酶的主要来源，使之调节机体的一系列物质及热量代谢活动。所以，蛋白质是人体不可缺少的重要营养成分，即使在节食减重的过程中也不应减少蛋白质的摄入。也就是说日常摄入蛋白质过少不利健康，关键在于适量。

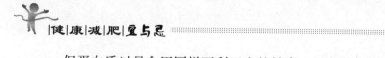

但蛋白质过量食用同样不利于人的健康。蛋白质也是一种产热量的物质，如果吃多了，食入的热量超过了人体需要量，就会以脂肪的形式储存起来。而且蛋白质的代谢产物要从肾脏排泄，蛋白质吃多了会加重肾脏的负担，代谢产物超过了肾脏的排泄能力会造成"氮质血症"，对身体有害。

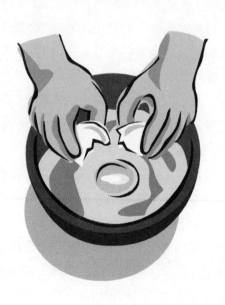

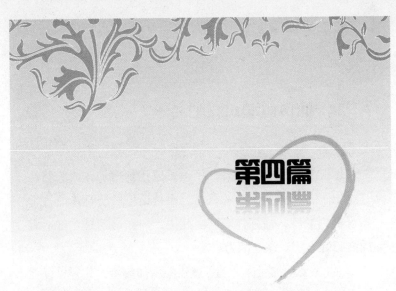

第四篇

减肥不要忘记这样去运动

体育运动对减肥有效

肥胖者加强体育锻炼，不但可以达到增加体内脂肪的"支出"，使体型健美的目的，而且还可以使身体的各种器官得到锻炼，增强体魄。因此说，加强运动是非常适宜的减肥好方法。这是因为：

（1）要增加肌肉活动，就需要增加热量，这样可以促进脂库中脂肪的"燃烧"，改变肌肉与脂肪的比例。

（2）运动可以作为脂肪消耗的刺激，通过神经、体液调节促进脂肪代谢。

（3）运动可以降低血脂，使血液中胆固醇及三酰甘油降低，减少脂肪在心脏、肝脏、血管中的沉积，减少冠心病、脂肪肝等疾病的发生。

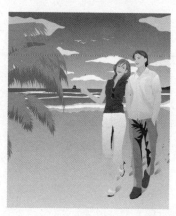

（4）运动有助于改善心脏代谢，从而使心肌收缩力加强，提高心肌工作能力，增强了肥胖者心血管系统对体力负荷的适应能力。

体育运动减肥应掌握的原则

肥胖患者运动时要本着量力而行、循序渐进的原则，并进行自我监测，也就是说要按照医生开具的运动处方来进行运动，包括运动类型的选择。大量事实证明，科学的运动方式对肥胖的治疗是很有益的。具体来说还要强调以下几点。

减肥应选有氧运动

有氧运动，顾名思义就是人体在有氧代谢状态下做运动，长时间进行运动（耐力运动），使得心（血液循环系统）、肺（呼吸系统）得到充分的有效刺激，提高心、肺功能，从而让全身各组织、器官得到良好的氧气和营养供应，维持最佳的功能状况。有氧运动是一种以提高人体耐力素质，增强心肺功能为目的的体育运动，很多时候也被用作减轻体重的方式。一般而言，有氧运动是指长时间的（大于 15 分钟，最好是 30~60 分钟）运动，如慢跑、游泳、骑自行车、步行、原地跑、有氧健身操等。

进行体育运动时，当心率达到最大心率的 70%~75% 时，就可认定是在进行有氧运动，或者可以用自我感觉对自己运动时的状态进行测定。在自我感觉"很轻松"、"比较轻松"、"有点累"、"比较累"、"很累"五个等级中，如果认为在"有点累"到"比较累"之间，也可认定是有氧运动。要达到增强耐力的锻炼效果，有氧运动的最低要求是，每天累计锻炼时间30分钟，每周运动3次。长期坚持有氧运动能增加体内血红蛋白的数量，提高机体抵抗力，抗衰老，增强心肺功能，增加脂肪消耗，防止动脉硬化，降低心脑血管疾病的发病率。减肥者如果在合理安排食物的同时，结合有氧运动，不仅减肥能成功，并且减肥后的体重也会得到巩固。另外，有氧运动还具备恢复体能的功效。

爱心提示

所谓无氧运动，是指肌肉在"缺氧"的状态下高速剧烈运动。比如说100米或200米短跑、100米游泳、跳高、举重、俯卧撑、快速仰卧起坐、单杠和双杠运动、投掷、跳远、拔河等。运动速度过快和爆发力过猛，人体内的糖分来不及经过氧化分解而不得不依靠"无氧酵解"供能。尽管这些运动能够增强人的肌肉及爆发力，但由于它们不能充分、持续地发挥心、肺功能，对一般人而言其健身效果不如有氧运动。无氧运动的主要功能是锻炼骨骼、肌肉、关节和韧带，起到强筋健骨的作用，可防治颈椎病、椎间盘突出和骨质疏松等病症，但因没有直接地消耗脂肪，故难于起到减肥的作用。

减肥者的最大运动量

减肥者运动时一般要求先小运动量后大运动量，先耐力性后力量性。但运动时最好根据运动时的最高脉搏数（最高心率）来掌握最大运动量。最大运动量因人而异，常有两种计算方法。

（1）体力较好者：一般健康者或虽有慢性病，但体力为好者，通过运动保持良好的心功能。运动时的最高心率（次 / 分）＝（按年龄预计的最高心率 – 静息时心率）×60％ + 静息时心率。例如：一个健康和体力中等、年龄48 岁的人，其静息时心率每分钟 75 次，按上述公式计算，则跑时最高心率应为：（178–75）×60％ +75=137。

（2）体力一般者：慢性病患者，心肺功能稍差，长跑只是为了一般的健身减肥，跑时最高心率（次 / 分）=170-年龄。据此，48 岁的患者跑时最高心率应为 170–48=122。

必须强调，所谓运动时的最高心率，只供参考，不必机械地追求。运动量的大小，要根据各人体质、运动基础等具体情况而定，同时要结合自我感觉灵活掌握。一般人在长跑后自觉身体舒适，精力充沛，食欲增加，睡眠良好，即表示运动量合适。另外，减肥运动忌凭自我感觉推论身体运动所消耗的热量，运动所消耗的热量并非与运动用力的程度成正比。如做 50 个伏地挺身，大概只消耗很少热量，可是却感觉非常吃力。相对地，以每小时 3 公里的速度走

10 分钟，一般人应该感觉相当轻松，但所消耗的热量却是前者的 10 倍以上。所以，不要误以为越吃力的运动减肥效果越好。

🌳 减肥主张选低度激烈的运动

所有运动都可消耗热量，但到底哪种程度的运动才能有助于更好地分解脂肪呢？答案是：低度激烈的运动，如户外快走等。快走不至于让你太喘，而且可维持几个小时，这种运动消耗的热量大部分都是脂肪提供的热量。

低度激烈的运动除了直接促使脂肪产热之外，也会分解一小部分葡萄糖，所以它会使人的血糖趋向正常值的最低值。低正常值的血糖可以降低胰岛素，这将会促使脂肪细胞释放脂肪酸，在人休息的时候提供热量，这对于减肥者来说是一件好事。同时，低度激烈的运动不增加食欲，这样可避免因运动而摄入更多的饮食，从而加剧脂肪在体内的积存。

🌳 减肥主张规律性运动

就普通人而言，每周最起码坚持做 3 次运动，这样才可以称得上是规律性的运动；对于要减肥的人而言，则可能需要坚持每周 5 次的运动。研究证明，只有进行规律性的有氧活动（如跑步、走路、游泳、骑自行车、登楼梯等），并配合健康的饮食才是真正能够帮助您减肥并保持理想体重的较好方法。同时，规律性运动对延长寿命，控制血压，增强心肺功能，强壮骨骼，调节食欲，帮助睡眠，焕发精神和提高工作效率等有较大的益处。

🌳 减肥主张交叉运动

简单地说，交叉运动就是交替着做两种或三种有氧活动，以达到强健体魄的目的。换句话说，你不必只做游泳、跑步或骑车等一种活动，而是两种或三种交替来做。结果可以使减肥者得到明显的减肥效果。

交叉运动为什么有利减肥呢？跑步主要是腿部后部肌肉群的活动，游泳是手臂、上背与肩部的活动，而骑车则属于腿部前部肌肉群的活动。依据运动生理，如果从事单一的活动，则只能使某些特定的部位达到强健的效果；若以游泳和跑步来交互活动，则可以使上、下肢都能强健，亦可使手臂及腿部的肌肉结实。

而且进行交叉运动，减肥者会经常保持兴致勃勃的状态。如果每个星期一而再、再而三地只重复做同一种运动，容易使身上某些部分的肌肉负荷过重。而若一天骑车，一天游泳，一天跑步，则可以避免局部肌肉负荷过重的情况发生。

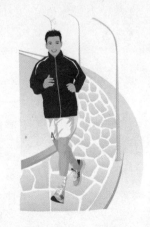

全身运动减肥的项目选择

选择运动减肥项目强调先易后难。因为一个从不喜爱运动的肥胖者，要开始从事某种运动的确有些困难，那什么样的运动既有利于减肥又容易实施呢？就运动项目来说，一般可选择爬山、游泳、跑步、匀速跑、网球、羽毛球、健身操、体育舞蹈、太极拳等。也就是说减肥应以欢快的有氧运动为主，这样一方面可祛脂减肥，另一方面能欢愉人生，延年益寿。选择的运动项目和强度可因人而异，根据个人的体质、健康状况、有无心血管疾病或其他慢性病、工作特点（如体力或脑力劳动）、生活环境、生活条件及个人爱好而定。具体来说下列运动项目适合于大多数减肥者。

步 行

与其为自己制定一个不切实际的减肥计划，还不如从简单的步行出发，对减肥更有效。强令自己去健身房，加大运动量或节食，对大多数减肥者来说似乎都有些被动，而抬步走，却是人人每天必做的，那就从"走"开始，让减肥在走中实现。尽管步行消耗的热量不如跑步和其他运动方式来得快，但如果步行者走得越快，消耗的热量就越取得接近跑步的效果，甚至超过跑步。以 8 千米／小时或更快的步速计算，消耗掉的热量和同等条件下跑步所消耗的热量是一样的。只要坚持，就能起到减肥的作用。但步行减肥还需要注意以下问题。

首先，下肢的姿态、头和背部的姿势要正确，另外还得有一双与季节相适的鞋。若鞋子太紧，每走一步脚就感到疼痛，势必影响正确的步态。而且科学证明，保持抬头挺胸、肘稍屈的走路姿态，不仅姿势美观，而且能使身体的大部分肌肉群参与运动，促进血液循环，加快新陈代谢，并有效控制腰腹赘肉的堆积。一旦练成了良好的步态，就可以在无形中抑制脂肪沉积，并促使身体曲线完美。可以说步行减肥是一举两得的好事。

 "怪走"

除一般的步行减肥以外，进行多姿势行走运动，对减肥瘦身、养生保健也是大有裨益的。下面就介绍几例。

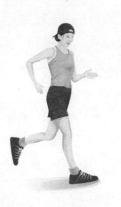

（1）脚尖行走：用脚尖走路，腿伸直，双手叉腰，胳膊向后，挺胸。每天练 10 分钟以上，可促使脚心与小腿后侧的屈肌群紧张度增强，

有利于小腿减肥。

（2）脚跟行走：抬起脚尖用脚跟走路，两臂有节奏地前后摆动，以调节平衡。这样有助于小腿前侧减肥。

（3）弹性走：脚趾先着地，随后转移到全脚掌着地，膝部快速屈伸 30~60 次。

（4）退行走：退行时全身放松，膝关节不曲，两臂前后自由摆动，可刺激不常活动的肌肉，促进血液循环。退行走对腰腿痛有显著疗效，还有利于腰部减肥。

慢 跑

跑步是一种方便灵活的运动方法，老幼皆宜，已成为人们健身防病、瘦身健体的有效手段之一。因为跑步时新陈代谢加快，消耗大量血糖，减少脂肪存积，故坚持跑步是治疗肥胖的一个有效"药方"。

肥胖者的健身跑应该严格掌握运动量。决定运动量的因素有距离、速度、间歇时间、每天练习次数、每周练习天数等。体弱者开始练习跑步时可以进行短距离慢跑，从 50 米开始，逐渐增至 100 米、150 米、200 米，速度一般为 100 米 /40 秒 ~100 米 /30 秒。

（1）慢速长跑：是一种典型的健身跑，距离从 1 000 米开始。适应后，每周或每两周增加 1 000 米，一般可增至 3 000~6 000 米，速度可掌握在 6~8 分钟跑 1 000 米。

（2）跑行运动：跑 30 秒，步行 30 秒，以减轻心脏负担，这样反复跑行 20~30 次，总时间 30~45 分钟。这种跑行运动适用于心肺功能较差者。

跑的次数：短距离慢跑和跑行练习可每天 1 次或隔天 1 次，年龄稍大的可每隔 2~3 天跑 1 次，每次 20~30 分钟。跑的脚步最好能配合自己的呼吸，可向前跑两三步吸气，再跑两三步后呼气。跑步时，两臂以前后并稍向外摆动比较舒适，上半身稍向前倾，尽量放松全身肌肉，一般以脚尖着地为好。

（3）注意事项：健康的中老年人为预防肥胖，或轻度肥胖患者为增强体质，提高心肺功能，都可进行跑步运动。跑步应避免在饭后马上进行，或在非常冷、热、潮湿及大风的天气下进行。跑步运动要循序渐进，从短距离慢速度开始，做到量力而跑，跑有余力，不要弄得过分疲劳或使心脏负担过重。跑步最好在早晨进行，可先做操，然后跑步。临睡前一般不宜跑步。

🌳 有氧游泳

游泳是一种全身性运动，不但可以减肥，还可提高心肺功能，而且能锻炼几乎所有的肌肉。如果能坚持有规律的强化游泳运动，几个月的功夫就能使人"脱胎换骨"。

（1）游泳消耗的热量大。因为游泳时水的阻力远远大于陆地运动时空气的阻力，同时，水的导热性比空气大 24 倍，水温一般低于气温，这也有利于散热和热量的消耗。

因此，游泳时消耗的热量较跑步等陆上项目大得多，故减肥效果更为明显。

（2）可避免下肢和腰部的运动性损伤。在陆上进行减肥运动时，因肥胖者体重大，身体（特别是下肢和腰部）要承受很大的重力负荷，易疲劳，使减肥运动的兴趣大打折扣，还可能损伤下肢关节和骨骼。而游泳项目在水中进行，肥胖者的体重有相当一部分被水的浮力承受，下肢和腰部会因此轻松许多，关节和骨骼损伤的危险性大大降低。

爱心提示

要想通过游泳获得良好的减肥效果，还需要有计划地进行：初练者可以先连续游3分钟，然后休息1~2分钟，再游3次，每次也是3分钟。如果上述运动不费很大力气便完成，就可以进入到第二阶段：不间断地匀速游10分钟，中间休息3分钟，一共进行3次。如果仍然感到很轻松，就可以开始每次游20分钟……直到增加到每次游30分钟为止。另外，游泳消耗的体力比较大，最好隔一天一次，让身体有一个恢复的时间。

🌳 爬 山

爬山属于有氧运动，能使肌肉获得比平常高出 10 倍的氧气，使血液中的蛋白质增多、增强人体免疫力，促使体内的致癌物、有害物质、毒素等及时排出。爬山在促进新陈代谢的同时，还可以加快脂肪消耗，因此有塑身的功效。据测定，以 2 千米 / 小时的速度在山坡上攀登 30 分钟，消耗的热量大约是 500 千卡，相当于游泳 45 分钟或在健身房连做 50 分钟枯燥的练习，但爬山时需要注意以下几点。

（1）爬山之前需要做好准备活动，以免受伤。按照从上到下的顺序，采用转、揉、拍、抖、踢、压等方式活动全身的关节，时间大约为 10 分钟，让肌肉和组织的温度提高，这样才能起到热身的作用。另外，爬山结束以后，一定要做整理和放松运动。这是因为在爬山的过程中，血液会集中在肢体，血管大量开放，这时如果突然停下来，血液回流就会有障碍。

（2）呼吸：在爬山过程中不论路途长短都要保持一定的呼吸频率，逐渐加大强度，切不可突然加快脚步或在最后一段拼命冲刺，使呼吸频率在运动中发生突然改变。一般情况下心率保持在 120~140 次 / 分钟最为适宜。

（3）行走：上山时最好重心前倾。很多登山爱好者推荐在崎岖的山路使用登山杖，它可以节省登山者 1/3 左右的体力，特别是在背负沉重装备的情况下。下山时可以走

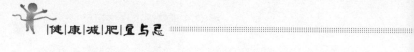

"Z"字形，既节省了体力，也可以保护膝关节少受冲击。

（4）补水：爬山时很容易出汗，而当感觉口渴的时候，其实身体已经处于缺水状态了。科学的饮水方法是在爬山前 10~15 分钟饮水 400~600 毫升，这样做可以减轻运动中的缺水程度。在爬山过程中饮水应该少喝多饮，每次润湿喉咙即可。

 爬楼梯

爬楼梯是一项相当普遍的运动，但也是强度较大的运动。运动医学家测定，人每登高 1 米所消耗的热量，相当于散步走 28 米消耗的热量，是静坐时的 10 倍、走路时的 5 倍、跑步时的 1.8 倍、游泳时的 2 倍。看来，要想使身材变得苗条起来，爬楼梯就是首选。

（1）爬楼梯时身体需略前俯，这样能够增强下肢肌肉和韧带的力量，保持下肢关节的灵活性，且能增强内脏功能。爬楼梯时其呼吸频率和脉搏次数会加快，这对增强人的呼吸，加强心脏、血管系统等的功能皆有极好地促进作用。

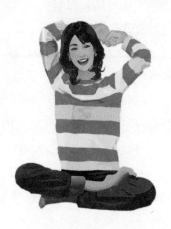

（2）爬楼梯要注意强度，应根据自己的身体情况

确定运动量，并经常进行适当的调整。爬楼梯减肥效果佳，关键在坚持。如果爬了一段时间突然停止了，体重明显反弹也属正常。

🌳 有氧骑车

骑车可以强健大腿前部及两侧肌肉，亦可使下肢匀称。骑车每小时消耗约 660 卡路里（约 2 763 焦耳）热量。三段变速的自行车很适合十几公里的距离使用，而且可以走坡路；十段变速的自行车则适合长距离使用，可以走陡坡。骑车时要戴上手套，以防双手生茧或磨破。减肥者可以根据自己的需求，选用以下骑车的方法。

（1）有氧骑车法：以中速骑车，一般要连续骑行 30 分钟左右，同时注意加深呼吸。

（2）强度型骑车法：首先规定好每次的骑行速度，或者依据自己的脉搏频率来控制骑速。

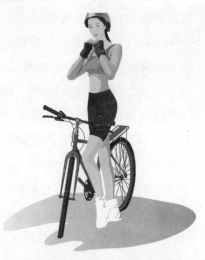

（3）力量型骑车法：即根据不同的条件用力骑行，如上坡，这样可有效提高双腿的力量或耐力。

（4）间歇型骑车法：骑车时，先慢骑几分钟，再快骑几分钟，然后再慢，再快，如此交替循环。

有氧跳绳

在各种预防肥胖的运动中，一些健身运动专家格外推崇跳绳运动。跳绳花样繁多，可简可繁，随时可做，一学就会，特别适宜在气温较低的季节作为健身运动，而且对女性减肥者尤为适宜。从运动量来说，持续跳绳10分钟，与慢跑30分钟或跳健身舞20分钟相差无几，可谓耗时短、耗能大的需氧运动，对防治肥胖有非常好的疗效。

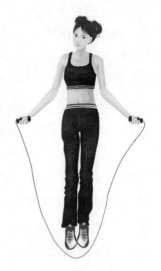

（1）绳子的选择与跳法：绳子一般应比身高长60~70厘米，最好是实心材料。跳的时候，用双手拇指和食指轻握，其他手指只是顺势轻松地放在摇柄上，不要发力。另外，要挺胸抬头，目视前方5~6米处，感觉膝关节和踝关节的运动。

（2）跳绳的运动安排：减肥者跳绳要有一种"跳绳渐进计划"。初学时，仅在原地跳1分钟，3天后即可连续跳3分钟，3个月后可连续跳上10分钟，半年后每天可实现"系列跳"（如每次连跳 3 分钟，共 5 次），直到一次连续跳 30 分钟。一次跳 30 分钟，就相当于慢跑 90 分钟的运动量，已是标准的需氧健身瘦身运动。

（3）注意事项：跳绳者应穿质地软、重量轻的高帮鞋，避免脚踝受伤。绳子要软硬、粗细适中。初学者通常宜用硬绳，熟练后可换软绳。要选择软硬适中的草坪、木质地板和泥土地等场地，切莫在硬性水泥地上跳绳，以免损伤关节，避免引起头昏。

跳绳时须放松肌肉和关节，脚尖和脚跟需用力协调，防止扭伤。胖人和中年妇女宜采用双脚同时起落的跳法；同时，上跃也不要太高，以免关节因过于负重而受伤。跳绳前先让足部、腿部、腕部、踝部做些准备活动，跳绳后则可做些放松活动。另外，由于引起肥胖的原因复杂，跳绳后如有身体不适，应立即停止该项运动。

人体不同部位的运动减肥方法

人体不同部位的运动减肥方法有以下几种。

胸部减肥体操

（1）扩胸操：身体平躺，两手拳心相对，持哑铃内收至胸前，然后两臂向两侧平伸外展。动作应缓和，哑铃向胸前内收时吸气，向两侧外展时呼气。反复做数十次。

（2）俯卧撑：俯卧床上，身体正直，双臂撑起身体时收腹挺胸，然后屈肘下落，但身体不能贴床。反复十来次，以后逐渐增加次数。

🌳 腹部减肥体操

腹部是全身最容易堆积脂肪的部位，这里的脂肪因距离心脏较近，最容易被动员出来进入血液循环造成危害，是名副其实的"心腹"之患。下面介绍几种腹部减肥体操。

（1）仰卧，慢举双腿呈90°，吸气，慢慢下落，呼气。上举下落共做50次。腿要伸直，上举时要有收缩下腹部肌肉的感觉，下落时要有对抗下落的感觉。

（2）双脚轮流做踩自行车的动作，此时腿部肌肉要放松，要求一脚向下伸，越低越好，但不能碰到地面；另一脚弯曲向上，越高越好，反复练习，每天要坚持做20下。

（3）仰卧，两臂侧平举，掌心向下。双腿屈膝上举近胸，吸气，小腿向上伸直前举，吸气，大腿向前慢慢下落，至脚跟着地；呼气，收缩腹肌，上体挺起，向前弯曲，吸气，上体慢起后倾至仰卧，呼气。以上动作要缓慢连贯，腹肌要控制，以增加动作的阻力。共做 10 次。

（4）深呼吸，收缩与放松腹肌。左手放在腹前，右手放在背后，站立，吸气，紧收腹，同时左手向内压腹部，呼气，逐渐放松腹肌并向前挺起。收缩腹肌群时要逐渐收缩，上体自然伸直。反复做 50 次。

🌳 臀部减肥体操

臀部减肥训练是减肥的重要内容之一，因为臀部处于背与腿之间，起着衔接的作用。臀肌的强壮坚实与身体健康、形体美观有极为重要的关系。另外臀部过大或松垂会使你的体型变得臃肿，下面这套简便易做的健美操将彻底帮你摆脱这一尴尬境况。

（1）仰卧单腿抬臀：仰卧，屈右腿，左腿架在右腿上；两手手心向下置于体侧，慢慢向上抬臀，尽量收紧臀肌，直到腰背挺直；还原后重复。每侧做 3 组，每组 20 次左右。

（2）俯身屈膝举腿：双手双膝着地，膝关节成 90°。动作以单腿上举开始，脚跟垂直向上，但膝关节角度保持不变。大腿上抬到最高处时正好与地面平行。动作不要太快，臀肌收紧。每侧做 3 组，每组 20 次。

（3）俯身负重屈小腿：双手双膝着地，膝关节成 90°，沙袋绑于脚腕处（注意不要过重）。先把一条腿向后伸直，大约与地面平行，然后用力屈膝成 90°。还原后重复。每侧做 3 组，每组 20 次。

（4）下蹲跳起：动作与负重下蹲基本相同，增加了爆发用力。双脚站距同肩宽，两臂抱于胸前。下蹲至膝关节成90°，垂直向上蹬起；注意大腿用力，臀部收紧。每组10次左右，做3组。由于这个练习跳起落地时与地面有冲击力，最好在胶垫、木地板或草地上做，并注意保持身体平衡。

（5）窄站距负重下蹲：双脚站距10~20厘米。两手持哑铃（重量因人而异）。下蹲至大腿与地面平行后用力站起。动作中上体注意保持正直，不要前倾。每组8~10次，做3组。

（6）站立负重后举腿：面壁站立，身体稍前倾，双手扶墙。沙袋绑于脚腕处，脚跟略抬起。动作开始时身体重心移到支撑腿，一条腿用力慢慢向后踢起，膝关节可稍弯曲。腿踢至不能再向后为止，坚持数秒后还原。每侧做3组，每组10次左右。

🌳 腰部减肥体操

（1）站立，双手叉腰，两腿分开。先向左侧扭转腰部，直到最大限度，然后再向右侧扭转腰部，同样直到最大限度。连续做10~20次。

（2）站立，双手叉腰，两腿分开。先向前后弯腰，再向左右弯腰，弯后直立。连续做10~20次。

（3）站立，背靠墙，两手向上伸直，腰向前弯，两手逐渐下移，直到最大限度。做 5 次。

（4）仰卧，闭眼，两腿交替伸直和屈膝，动作要慢，并与呼吸配合，肌肉要放松。

（5）仰卧，先将右腿弯曲，使大腿尽量靠近胸部，停 2 秒后再伸直，换左腿做同样动作。两腿交替，连续做 10~20 次。

（6）跪在床上，双手支撑上身，像猫一样练习弓背。低头，腰部要用力，然后慢慢抬头，并放松腰背肌肉，使脊柱呈"U"形。在做弓背动作时深吸气，塌时长呼气。

（7）仰卧，两腿弯曲，两臂放于体侧，头及上身慢慢向上抬起，停留 1 分钟左右，再落下，反复进行，直到颈部及腰部肌肉感到酸沉为止。

（8）仰卧，以头和脚为支撑点，腰臀部尽量向上挺，身体成桥形，持续 30 秒钟后将臀部及腰部放下，休息 2 分钟再做。每天起床时及睡觉前各做 3 次。

（9）坐在凳子上，用两手摩擦腰部，每次 5 分钟以上。然后双手握拳在腰部脊柱两侧轻轻拍捶，每次 30~50 下。

（10）站立，两腿分开，双臂向前伸直并向上抬，头和上身尽量后仰，仰到不能再仰时，改为低头弯腰，两臂尽量垂直，手摸脚尖，注意膝关节不要弯曲，然后再抬头向后仰身，如此反复练习。

（11）站立，两手叉腰，两腿分开，先按顺时针扭转腰部 10 次，再按逆时针扭转 10 次，最后向前后、左右各弯腰 5 次。

借助器械的减肥瘦身运动法

器械减肥，实际上就是通过使用相关的器械，运动全身各部位，达到减肥的目的。器械减肥有三大好处：①有的放矢。一般提供器械减肥的健身俱乐部都有专职的减肥指导和健身教练。他们会根据前来减肥朋友的不同肥胖程度，设计一个合理的健康减肥计划。人们可以依照这个计划进行有条不紊的操练，不但可减肥而且能获得健美的体态，可谓一举两得。②形式多样。运动器械是根据便于人体各部位进行锻炼设计制造的，减肥者可以根据自己肥胖的程度和肥胖部位选择不同的器械进行某一部位的专门减肥，比起单一的跑步、爬山等更为直接有效。③便于坚持。减肥之所以不易成功，不能持之以恒是重要的原因。器械减肥则不同，由于器械大都集中在健身俱乐部等专门的场地，环境好，气氛好，同时也便于减肥朋友之间的交流。

爱心提示

　　家庭减肥器械大致可分为三类。一类为低档用具，如小杠铃、哑铃、壶铃、拉力器、臂力器、跳绳、绳铃等，性能单一，使用简便，价格便宜，而且不占用空间。二类为中档用具，如仰卧器、健步器、健身减肥车、跑步机、健骑机、划船器等，一般只有两种功能，占一定的空间。三类为高档用具，如多功能综合减肥器械、多功能举重机、多功能健身减肥椅。这类器具大都装有电脑，形式多样，使用时需预先设置程序，有些还能反映健身减肥时身体的情况，如心率等。这些器械使用方法较复杂，占地面积大，价格昂贵。一般人使用中低档减肥器械就可以，只有家里有专门的健身减肥房时，才可以考虑使用高档减肥器械。无论使用哪一类减肥器械，都可以起到健身减肥的作用，关键在于练习者的方法和持之以恒。

健步机

　　虽然在健步机进行锻炼，没有在自然条件下训练的效果好，但从准确控制走跑效果，提高健身质量，保障训练时间和系统训练上看，健步机有着自身的优点：占地面积小，更贴近个人生活环境，不受时间、环境影响，更有安全感等。健步机主要是以模拟登台阶和登山的腿部运动而设计的腿

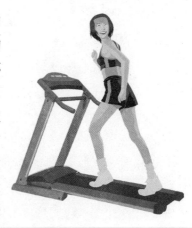

部锻炼器。以液压器作为力度控制，可提供多个档位的选择，以造成不同的练习环境条件。使用健步机锻炼时，技术动作非常简单，只需双手自然扶握机把，双脚上下踩踏便可以了。如果采用不同的节拍、不同的方式、不同的力度等，则可以达到多种锻炼效果。

🌳 踏板操

踏板操能够大量消耗热量，增强心肺功能，还能够培养健身者良好的方位感。踏板操针对的部位是下肢和臀部，这是一种非常时尚的健身休闲运动，它优越于一般健美操之处在于其安全性较好。由于踏板操主要是在踏板上不停地上下移动，跳跃性动作相对较少，使下肢关节具有明显的屈伸和缓冲，最大限度地避免了长时间跳跃造成的运动损伤。同时它还具备了健美操的所有特点，健身者可以很随意地为自己量身定做踏板操强度。有人可能会担心跳踏板操容易使腿部肌肉过度发达，使腿变粗。其实这种担心是多余的，因为发达肌肉最有效的方法是进行大重量、少次数的高强度的负荷抗阻练习。而"踏板操"作为有氧健美操，是在供氧充足的状态下进行长时间、中低强度的练习，根本达不到发达肌肉的效果。

哑 铃

哑铃不受场地限制，对局部减肥有好的效果，而且经济实惠，即使是最高档的哑铃也不过几百元。由于哑铃训练中关节活动幅度很大，所以在训练前要充分地热身，包括 5~10 分钟的有氧训练热身和身体主要肌肉的伸拉。在重量的选择上也要注意，尤其是在训练的前十几分钟，动作的速度不要过快，要有控制性，尤其是保持腰腹的稳定性很重要。训练中发力的时候吐气，回落时吸气。训练动作要避免单一，全身均衡运动是最重要的。但哑铃对身体的锻炼有一定局限性，而且哑铃运动比较枯燥。

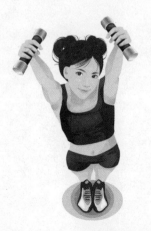

爱心提示

如何挑选适合自己的哑铃？①对可拆卸式的哑铃，挑选时要注意螺丝的质量，最好选择品牌产品，因为质量不好的容易脱扣，比较危险。②要选择重量合适的哑铃。连续举 15~25 次，感觉接近极限的，是适合你的重量；如果举 15 次就感觉支持不住，说明这个哑铃超重。③可以根据不同训练目的进行选择：建议你最好选择两副哑铃，一副重、一副轻。重的哑铃训练大肌肉群，如胸、背、腿等；轻的哑铃训练小肌肉群，如手臂、肩膀、小腿等。

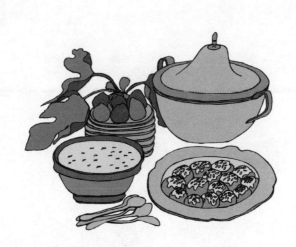

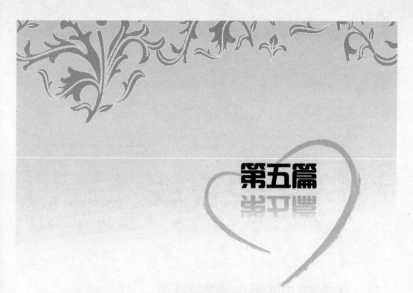

第五篇

心理、起居能影响减肥

减肥者易进入的心理误区

肥胖已不仅仅只是有碍体型美观的问题，更重要的是它会严重影响身体的健康，甚至缩短寿命。减肥专家认为，减肥者通常在心理上有下列三种误区，只有克服这三种心理上的误区，减肥才会取得明显的成效。

 误区一：担心减肥结束后再肥

有的减肥者错误地认为，节食和运动计划是减肥的主要方法。当计划结束后，难保不再度肥胖，所以对减肥没有信心。其实这个想法是错误的，短期减肥结束后，并不代表你要放弃这些有益健康的新习惯，而继续保持这些新建立的习惯可防止你再次肥胖。

 误区二：希望有轻松减肥之法

若经过一段时间的减肥，没有明显的效果，有的减肥者就错误地认为："努力减肥不值得。"其实减肥不是件容易的事情。要知道"冰冻三尺，非一日之寒"，体重累积不只是短期的结果，要瘦下去当然会花费更长的时间。轻松减肥，立即见效的方法几乎没有。努力减肥是值得的，因为肥胖可给人带来许多疾病，如果不努力减肥，最后就

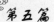

只能忍受疾病的痛苦。

 误区三：疑惑没有适合自己的减肥方法

有的减肥者在很短的时间内使用了某一种减肥法，没有起到明显的效果就错误地认为："这些减肥方法可能对自己没有效果，没有适合自己的减肥方法。"其实这种想法是错误的，怀疑这个办法，只表示自己短期减肥遭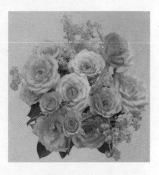遇不顺，并不能否定此种方法的长期减肥效果。所有问题只有自己去面对，长期坚持才是唯一的出路。

 # 减肥宜用的心理调节法

"调整饮食，限量进食，适当运动"，这是每个想瘦身的人不假思考就能说出来的减肥原则。但结果呢？不少减肥者却以失败告终。究其原因之一，就是心理的调整问题。您是否能够不断鼓起勇气进行减肥，同时又不断接受失败的打击？到底有何良方能保持瘦身计划不致流产呢？一个秘诀就是，在应用其他减肥疗法的同时，注意心理方面的"瘦身"疗法。

自我奖励

肥胖者可利用自我奖励的办法来坚定自己减肥的决心。奖励的办法多种多样，比如每坚持减肥一天，就往储蓄罐丢一个硬币，奖励自己买喜欢的东西。但是请记住，千万别往嘴里"奖"食物。同时还可以标新立异，将每点进步具体化。比如，体重每减轻 0.5 千克就往袋子里装上 0.5 千克东西，并时常提提那个袋子，看看有多重，这重量就是以前你身上多余的脂肪。对于肥胖儿童，此法最为可行，可以让肥胖儿童写减肥日记，定期称体重，制定自我奖励标准。如果体重减轻了，家长就按照标准进行奖励，但是这种奖励一定不能与增肥的饮食有关。

厌恶训练

施治者运用一些附加条件，使肥胖者对自己的肥胖产生厌恶感，避免过食。比如在冰箱旁，贴上因体态肥胖而遭人嘲笑的漫画，或者把自己大腹便便的照片置于餐桌上，一边看照片，一边吃饭，让自己面临美味佳肴，正欲狼吞虎咽之时，马上受到反面刺激，从而抑制食欲。

借助影响

对于肥胖者来说，应尽量避免单独进食，而应和家人或朋友一起吃。在亲朋好友当中，"聘请"几个对自己有影响力的"监督员"。这样，他们可以控制你的饮食，既不会让你空着肚子，也不会让你敞开肚子吃。有时尽管你真心实意地减肥，但也有坚持不下去的时候。此时你应找一个有同样苦衷的减肥者，两个人可以互相鼓励，取长补短，共渡难关。

🌳 代替进食

"只要想想食物，我们的体重就会增加。"肥胖者常常抱怨。研究者发现，有些人仅是想象食物的形象、气味，都会引起食欲。为此，研究者建议用其他行为来代替进食，也许能够消除这种反应。比如做一次轻快的散步，喝一杯水或者坚持不进食，直到这类想象对食欲不起作用为止。

🌳 心理转移

心理转移疗法是肥胖者减肥的又一主要减肥法。瘦身专家说当肥胖者无法摆脱强烈的食欲诱惑时，运用心理转移法，即把注意力转移到另一个具有吸引力的东西或某一项活动上去，这往往有可能使你"拒食"。需要说明的是，转移法的效果取决于转移对象本身吸引力的大小。所以减肥者应根据自己的爱好适当选择转移对象，吸引力越大，兴趣转移越快，节食的效果也就会越好。

🌳 控制进食速度

如果肥胖者学会了轻松缓慢地吃东西，他就会有时间对所吃的东西加以品尝，并且到时间会自然停止。如果吃饭速度快，可以让自己吃完一小份后暂停一会儿，然后再吃另一份。这两种方法并非引导肥胖者少吃，而是帮助他们掌握忍耐饥饿的技巧，用这些方法使他们逐渐确定合理的食量。

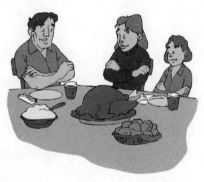

心理暗示

有资料说，心里暗示在整个减肥过程中起着重要的作用。根据专家的研究结果显示，如果你说"做不到"某件事，比如减轻体重，你就不会有很大的毅力。即使你也很努力了，但只要有一点挫折或失败，就会半途而废。倘若你有信心，很肯定地说："我有决心减轻体重。"那么不管时间多久，"苗条"是指日可待的。如果你的体重过重，一定是你的"心理"击败了你，因为"身体"是依照"心理"的指示而改变的。这种心理暗示的作用在现实生活中随处可见。因此我们说，心理暗示是很重要的，在运用各种方法进行减肥健身时，配合心理暗示疗法，一定会让成功离你更近一些。生活中有人用此法配合其他减肥方法取得了非常好的效果。

用脑减肥法

生理学家研究指出，即使是最简单的脑力劳动也可引起身体消耗大量的热量。脑力劳动的强度越大，消耗营养物质越多。利用这一原理，产生了用脑减肥法。就是说身体肥胖的人可以通过脑力劳动来使身体变瘦。具体做法是让肥胖者多用脑，如读书看报、绘画赏花、练习写作、演算数学、学习技术、研究学问等。每天有一定的时间让大脑紧张起来，不要饱食终日，无所用心。这样既能使工作水平有所提高，又能达到减肥的目的，可谓一举两得。

科学的起居有助于减肥

当人们养成符合科学要求的生活习惯后往往能做到：学习时注意力集中，工作时精力充沛，进餐时容易消化，睡眠时很快入睡，该醒时自动醒来，神经细胞消耗少，疲劳不容易出现，肥胖难以发生。相反，如果睡眠无保证，饮食不定时，工作负担过重、生活无一定规律等，可以引起身体功能失调，身体胖瘦无常。所以说生活科学化、规律化是减肥的重要条件。现代医学研究也表明，生活科学化、

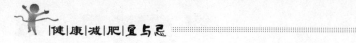
规律化对减肥者具有重要意义。由于大脑皮质是人体各种生理活动的最高调节中枢,它的基本活动方式是条件反射。人们长期信守科学的、有规律的作息时间,便建立了良好的条件反射,能促使身体功能有规律地运行。那么减肥者怎样才能保持科学的、规律的生活呢?最主要的是要根据减肥者的年龄、健康状况等特点,结合学习、工作的要求,制定一个合理的生活作息制度,把学习、睡眠、进餐、社会活动等时间加以合理地分配和安排,并且持之以恒,不任意改动。

减肥者需要有合理的睡眠

人的一生有 1/3 时间是在睡眠中度过的,良好的睡眠是保证心身健康的重要因素。肥胖者的特点就是爱睡、多睡。中医认为气为阳,血为阴,气为血之帅,血为气之母。所以常说肥胖的人多是阳气虚弱之人。生活中肥胖的人多出现易疲倦,动则心跳,上楼则气促,这些现象都是气虚的表现。阳气虚弱在体内则易生湿,肥胖者由于多痰湿,湿困人就容易发困,因此肥胖者就有懒于活动、"吃得下睡得多"的特点。这样会使人体合成代谢的机会增多,消耗代谢减少,人体会不分昼夜地随时增加脂肪的合成机会。

吃饱了就睡，睡醒了又吃，这样不断地堆积脂肪，人就会越来越胖，越胖就越爱睡，越睡就越易发胖，如此造成恶性循环。所以针对肥胖者懒于活动和嗜睡、多睡的不良习惯，要想在最短的时间内达到减肥的目的就要有合理的睡眠，获得更多的活动时间，以多消耗些脂肪。

减肥者睡眠勿超时

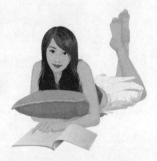

根据上述的中医理论，肥胖者应该合理睡眠，增加运动量，使多余的脂肪和水分自然地消耗。睡眠的时间长短应因不同年龄和营养状态而不同。正常情况下，睡眠时间可维持在 6~9 个小时，一般年龄越大，睡眠的时间越少。因此，那些每天睡眠时间超过 9 小时的人应减少睡眠。肥胖者要在条件许可的情况下，尽可能地增加运动量，以保证通过良好的劳逸结合，达到减肥的目的。减肥者睡多长时间最合适呢？最佳的睡眠时间为 7~8 小时。

减肥者忌睡眠不足

睡眠不足使体内胰岛素不能正常地进行葡萄糖代谢，因而可能发展成为肥胖。目前还不知道睡眠不足者在改善其睡眠后，是否可以改善体内胰岛素的敏感性。但那

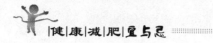

些每天睡眠时间不足4小时的人，其体重确实都会增加。研究人员发现每晚睡眠时间少于6小时者，体重增加得最多。

减肥者宜选用药枕治疗法

现代医学研究证明，在减肥中草药中，白术、藿香、白芥子、半夏等互相辅配后具有较好的减肥效果。中医药枕减肥轻身的原理为：醒脾除秽，降浊化湿，通便。该法较适合于单纯性肥胖症者。

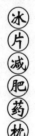

冰片减肥药枕

【配料】白术100克，皂角50克，辛荑50克，白芥子1 000克，藿香100克，旋复花100克，郁金100克，石菖蒲100克，半夏100克，陈皮100克，川芎50克，菊花100克，冰片10克。

【制法】将上药除冰片外，一起烘干，研成细末，加入冰片，和匀，装入枕套内，制药枕。

【用法】每晚枕用。

【要求】使用药枕减肥，应注意坚持数月以上；治疗肥胖症期间，还应将饮食控制在一定限度内。

减肥药枕使用宜忌

　　减肥药枕的制作除其特殊要求外，一般需要选用透气性能良好的棉布或纱布做枕芯，不用尼龙、化纤类布匹。药物一般不可潮湿，否则失效。药枕不用时最好用塑料包封，防止有效成分散发，并置于阴凉干燥处，防止霉变。一般使用 2 周后，应当置于阳光下晾晒 1 小时，以保持药枕枕形及药物的干燥度。药枕在枕前一般要求减肥者松衣，饮 1~2 口温开水，防止芳香类药物耗伤阴津，并要求减肥者全身放松，息心宁神。药枕疗法起效缓慢而持久，必须告示减肥者要耐心坚持，决不可"三天一枕，五天不用"。一般每天至少要枕 6 小时以上，连续枕 2~3 周，间歇 1 周后，可再用。药枕疗法一般没有禁忌证，如枕后出现不良反应，要及时予以处理。

水浴减肥宜忌

　　水浴减肥疗法，虽程序繁琐，但其保健之理深刻，需身体力行，才能受益无穷。有高血压病、心脏病及其他严重疾病的患者应在水浴疗法前进行全面身体检查。水浴能够减肥是因为水浴可以暂时提高人体的新陈代谢率，促进脂肪分解，有利于脂肪的消耗及排泄。人体的脂肪除了作为热量的来源，分解消耗掉外，它还可以透过皮脂腺分泌到体外去。人体全身的皮肤几乎都有皮脂腺存在，皮脂腺会分泌出油脂覆盖在皮肤表面。水浴后皮肤的皮脂分泌物被清洗掉了，马上会促使皮脂腺再分泌新的皮脂，因此常水浴尤其是洗热水浴，可以使皮脂腺的分泌作用增强，进而排泄较多的油脂到体外，对于消除人体内的脂肪有所帮助。因此，要减少人体内的脂肪量，除了靠减少热量的摄取及加强分解外，还可以借着水浴来增加脂肪的排泄。常用的水浴疗法介绍如下。

桑拿减肥

人体在高温环境下可以使皮肤深层产生内热效应，毛细血管得到扩张，出汗量大大增加，有利于排出身体内的多种废物，消除疾病。同时，由于身体在大温差下反复冷热，血管不断收缩与扩张，运动生理学上称之为"血管体操"，能达到增强血管弹性，预防血管硬化的效果。通过桑拿，机体大量排汗消耗热量，故具有减肥之奇效。同时，身体大量排汗消除皮下脏物时，可提高表皮细胞的通透性，活化细胞，所以桑拿还具有美容护肤、延缓衰老的效果。

 擦身减肥

把毛巾浸在冷水（自来水）中拧掉大部分水后，依次推擦上肢、下肢、腰部、后背、颈部、腹部、胸部，每一部位反复推擦 10~20 次。在推擦中反复浸洗毛巾，以保持一定的低温及湿度。冷水擦身可以消耗大部分热能，而热能是身体内的糖、脂肪所转化，故消耗热能，即是消耗糖和脂肪，促进糖和脂肪代谢，起到减肥和调肤美颜的作用。

盐浴减肥

这种减肥方法的原理是根据粗盐有发汗的作用，可以排出体内多余的水分，并且促进皮肤的新陈代谢，排出体内废物。再加上粗盐可以软化污垢、补充身体盐分和矿物质，所以粗盐不但可帮助减肥，还可以让肌肤也变得细致粉嫩、紧绷。

粗盐减肥法一：每天洗澡前，取一杯粗盐加上少许的热水拌成糊状（涂抹在身上不会脱落），再把它涂在身体上想要瘦的部位，如：腹部、大腿、手臂四周，大约静止 10 分钟后（也可以先做些按摩再用水冲掉），再用热水把粗盐冲洗干净，之后开始洗澡。若你的肌肤比较敏感，无法使用一般的粗盐，可以购买一种比较细的"沐

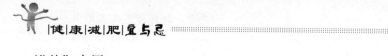

浴盐"来用。

粗盐减肥方法二：在沐浴后，先把一大匙的粗盐撒在手掌上，直接地按摩全身或身体上想要瘦的部位，但是记得要轻一点，搓得太重会导致皮肤变得更粗糙（若是你的肌肤比较敏感，可用"沐浴盐"）。

粗盐减肥法虽然经济且较安全，但是在效果方面，可能不是一天两天就可以看出成效的，关键要持之以恒。

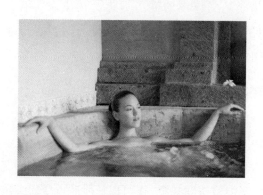

刷浴减肥

在外奔波了一整天，汗水、油脂和灰尘早已混成一堆，附着在你的肌肤上，阻塞了毛孔。回家后洗个舒服的美容澡，做好肌肤的清洁工作，才能永保肌肤的细致。但如果你只是以肥皂随意地抹几下，只能去除表面的污垢，而借助沐浴刷的帮忙，不但可将肌肤来个彻底地大扫除，还可以起到减肥的作用。因为使用沐浴刷来按摩肌肤，具有促进血液循环、加速新陈代谢的功效，可达到消耗皮下脂肪的效果，而且经由沐浴刷的适度刺激，可使肌肤强健。在沐浴刷的选择上，应该选择刷毛柔软、整齐，且易产生泡沫的，最好是动物毛等天然材质所制成的刷子。只要善用沐浴刷洗澡，就可得到光滑细致的肌肤。

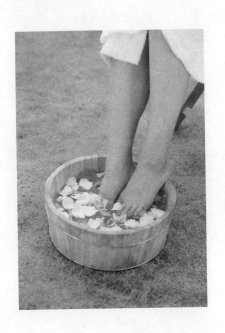

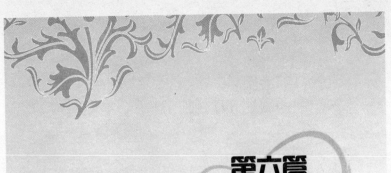

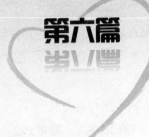

第六篇

轻身瘦体的治疗妙法

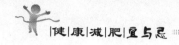

中药减肥的六种方法

随着人们生活水平的提高，肥胖人数日益增多，高血脂、高胆固醇、脂肪肝、肥胖型高血压病、脑血管病等为临床所常见，发病率亦有上升趋势。运用中医中药辨证施治，降脂减肥能获得良好的效果，现就其常用药物与方例稍加归纳，约有五方面。简单介绍如下。

🌳 和胃消脂法

形体肥胖，大多是由于甘肥太过，油脂黏腻先壅于胃，往往脘腹饱胀，嗳腐吞酸，口味秽浊，舌苔腻。及早运用山楂、大麦芽、莱菔子等药以和胃助消化，对于脘腹饱胀肥胖症的治疗效果明显。这些中药早已有消除脂垢的记载，传统有焦三仙、保和丸等方。市售之山楂果、山楂糕、山楂片香甜可口，可随身携带，用来减肥服用方便。鲜莱菔生吃、炒吃均甚清口，可谓是降脂减肥最简便的和胃消脂的食物疗法。

🌳 活血行瘀法

肥胖之人，多为高脂血症，容易引起动脉硬化，特别是心、脑血管病变多由此产生。活血化瘀的药物对扩张冠状动脉，增加血流量，降低血脂，以及防止血管壁上斑块形成和促进其消退均有作用。肥胖而见有瘀血阻滞，妇女经闭不行，或见舌质有青紫瘀点者，采用活血行瘀法，不但降脂减肥，同时又能治病，常用中药为三七、当归等。

宽胸化痰法

中医学有"肥人多痰"的论点。这种痰是指肥胖之痰浊，也就是脂肪过多。临床所见肥胖之人，动则气短、胸闷，甚则头晕，呕吐，恶心，舌苔滑腻。有的人痰火重，性情急躁，易于发脾气，恼怒，以致血压升高，头胀脑鸣而痛，睡眠不安，舌苔黄腻，大便干结，多发心、脑血管病变。遇上这些病证，选用宽胸化痰法最为合适，常用中药为瓜蒌、陈皮等。

利尿渗湿法

中医学认为：湿盛生痰，水湿代谢失常易与血液相混，清浊不分，血脂升高。采用利尿渗湿法降脂减肥是一种最平稳的方法。有一患者患肥胖型高血压病，医生嘱其天天吃冬瓜粥，一日三餐不要间断，后来观察果然有减肥效果。《本草纲目》说：冬瓜有利水作用，并有"瘦人忌"的记载。冬瓜子与冬瓜皮俱可煎汤常服，正好"废物"利用。泽泻为利尿渗湿的常用药，近来研究发现其也有降脂作用。茶树根、玉米须都有利尿之功，亦可作降脂减肥的药用。

泻下通便法

肥胖之人，大多为实证者，如有大便秘结者，需用泻下通便法以排泄脂垢邪浊。常用药物：大黄是一味泻下通便的主要药物，降脂减肥之功甚速；虎杖一药既可泻下，又能行瘀，仅次于大黄；何首乌能养血润肠，肥胖之人而兼血虚肠燥大便秘结者，可常服之。

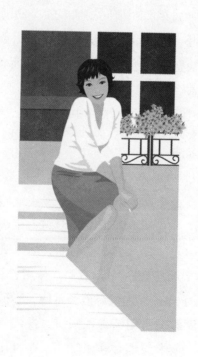

减肥宜选用的中成药

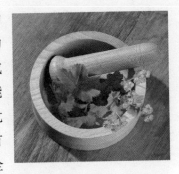

专家告诫说，能够减肥的中药有许多种，但形成肥胖的原因很复杂，自己盲目选用成分不明的减肥保健品不但不能减肥，而且可能给健康带来危害。只有经过医生的诊查，有针对性地进行选择，才是安全可靠的。禁忌或慎重使用减肥药物的特殊人群有：儿童、曾有这类药物不良反应者、孕妇及乳母，或患有疾病的患者。

防风通圣散

【配料】大黄、芒硝、防风、麻黄、荆芥、生姜、薄荷、连翘、桔梗、栀子、石膏、白术、甘草等。

【应用】实证肥胖。日本人对此方减肥多加推崇。

【出处】《宣明方论》。

【配料】柴胡、黄芩、白芍、半夏、枳实、大黄、大枣、生姜。

【应用】常用于躯体肥大、腹壁肥厚、胸胁苦满的实证肥胖患者。

【出处】《伤寒论》。

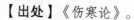

【配料】防己、黄芪、白术、甘草。

【应用】用于虚证、虚实夹杂证，对皮肤易出汗、肌肉疲软、膝关节疼痛或有浮肿、不伴便秘的肥胖尤宜。

【出处】《金匮要略》。

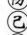

【配料】陈皮、半夏、茯苓、甘草、竹茹、枳实、胆南星。

【应用】对单纯性肥胖，长期服用有较好的疗效。

【出处】《中医方剂学》。

【配料】地黄、乌梅、木瓜、白芍、北沙参。

【应用】每日早晚各1丸，空腹以温开水送服。主治单纯性肥胖。

【出处】天津达仁堂制药厂生产。

【配料】由白矾、郁金组成。

【应用】每次6克，每日3次，连服40~60天。

【出处】《中医方剂学》。

【配料】由何首乌、夏枯草、冬瓜皮、陈皮等制成冲剂。

【应用】有减肥瘦身的作用。

【出处】《中医方剂学》。

【配料】番泻叶、松萝茶、泽泻、淡竹叶、槐花、夏枯草、葶苈子、茯苓等。

【应用】有除湿化痰、利尿通便作用。

【出处】《中医方剂学》。

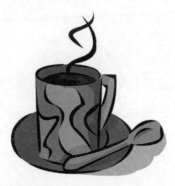

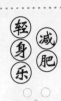

【配料】漏芦、决明子、泽泻、荷叶、汉防己、生地、红参、水牛角、黄芪、蜈蚣等。

【应用】有减肥瘦身的作用。

【出处】《中医方剂学》。

擦舌苔也是减肥的好方法

在各种各样的减肥方法盛行的今天，你万万没有想到勤擦舌苔也可以帮助减肥。这是因为舌头上的味蕾如果长时期被舌苔遮盖，不仅会产生口臭，而且味觉亦变得迟钝，容易令人不自觉地多吃食物，造成体重上升。因此，勤擦舌苔也是减肥的一种方法。勤擦舌苔的方法主要有以下两种。

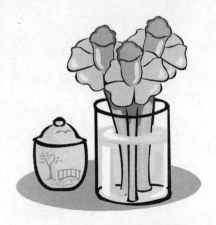

（1）牙刷法：选用一支旧牙刷（因旧牙刷刷毛比新的柔软），用左手横向握着（若是左撇子的请用右手），用刷毛轻柔地从舌根擦向舌尖，来回 10 次，每天早、晚各一次。若餐后进行，效果更佳。此外，擦舌亦能增加唾液分泌，有助消化食物及消除便秘。

（2）毛巾擦拭法：选一条表面略粗硬的旧毛巾，洗干净，先将双手手指藏入毛巾内，让舌头尽量伸长，用左手手指抓住舌尖固定位置，再用右手手指由右侧舌根擦往舌尖，来回做 5 次。再用右手手指固定舌位，用左手擦拭左侧的舌苔，来回 5 次。每天进行两次，除可减肥外，还能预防口腔疾病及保持口气清新。

全身减肥常用的按摩方法

按摩减肥具有简单易学、感觉舒服、见效快等优点。通过对有关穴位的刺激和按摩，能调整神经内分泌的功能，促进脂肪代谢，还能促进血液循环，使皮肤的毛细血管扩张，增加局部的体表温度，从而促进皮下脂肪消耗。

● **全身经络减肥按摩法**

部位　全身。

方法 刺激足少阴肾经（下肢段），用毛刷由下而上呈旋转状刺激，刷腹部足少阴肾经，腹中线两侧，各擦 5 次，由脊椎正中肩胛下缘开始向下刷至腰骶部（督脉），刺激稍重，再从中线用毛刷分别向左右推擦。两侧各 10 次。扭转摩擦腰部，左右腰部各扭擦 50 次。

作用 促进正常脂肪代谢，消除局部多余脂肪。

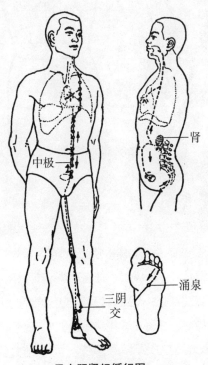

足少阴肾经循行图

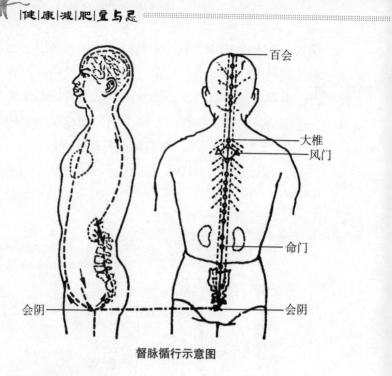

督脉循行示意图

爱心提示

　　"经络"是中医用了几千年的名词。中国人数千年前就发现某些人生病时身体会出现红色发烫的线条，按摩那些线条可以治疗疾病。一般将这种人称为经络人，只有很少人有这种现象。因此，可以说经络学说是从治疗经验中总结和发展出来的，是中医最重要的一部分。十二经脉是经络系统的主体，具有表里经脉相合、与相应脏腑络属的主要特征，包括手三阴经(手太阴肺经、手厥阴心包经、手少阴心经)、手三阳经(手阳明大肠经、手少阳三焦经、手太阳小肠经)、足三阳经(足阳明胃经、足少阳胆经、足太阳膀胱经)、足三阴经(足太阴脾经、足厥阴肝经、足少阴肾经),亦称为"正经"。

● 风寒湿痹经络受阻型减肥按摩法

部位 全身。

方法

(1)坐位。以两手掌侧面即大鱼际部贴附于腰部两侧,然后缓缓向前推按,同时将肌肤放松并向腹中间推挤,等推至脐旁天枢穴时,两手骤然放松,放回腰部再次推按,反复10遍。

(2)两手放于小腹两侧,四指托住腹部肌肉,向上掂动、推荡(边推边抖动)约2分钟。

(3)用一手的拇指与食指、中指、无名指捏住皮肤及皮下脂肪,向上提起,并做顺时针转动,然后松开,拧转一次变换一个位置。一般在腹部脂肪较为集中的部位施术。

(4)仰卧位。以右手大鱼际与中指、无名指、小指握住腹部右侧的肌肉向右提拉颤动,约半分钟。再以左手提颤左侧腹肌,如法操作。

(5)用一手掌以脐为中心,在腹部做逆时针按摩约2

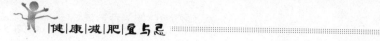

分钟，手法以轻柔为宜，主要用于缓解上述手法所造成的
刺激。每日操作 1 次，1 个月后可收效。

作用　调理五脏，加速皮下脂肪的消耗。适用于体重
超过正常标准者减肥。因服用大量激素类药物而肥胖者，
也可用本法调理。

注意　腿部按摩的方向一定要由下往上，由脚往上向
膝盖，先做直线按摩，再做螺旋按摩。

全身不同部位按摩减肥法

"粗壮的大腿，浑圆宽阔的臀部，加上一天比一天突
出的小腹……"，这是许多人最常抱怨的。特别是中年人，
看着自己的"底盘"越来越稳固，似乎离匀称的身材越来
越远，再看着自己不断增大的脸面，他们心里更是着急。
大部分减肥者最常遇到的困扰就是：明明体重还在正常范
围内，可是所有可以展现轻盈体态的衣服都不能穿了，不
是突出的小腹就是厚实又下垂的屁股，若要对人体这些不
同部位进行重点按摩减肥，应该怎么做？

● 面部减肥按摩法

部位　面部。

 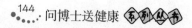

方法

（1）两手掌心分别按于两腮部，轻轻用力向上到前额，经耳前（拇指在耳后）再摩到下颌部，最后旋摩到腮部，这样旋摩10下。再以同样的力量和手法向相反的方向旋摩10下。

（2）用一手的中食指同时放于两眉间的印堂穴上，用力向上直推到发际后再按摩到印堂为一下，共推拉10下。

（3）用双手食、中指同时并排放于耳前发际处，自下向上迎发推搓发根，每侧推20次。

（4）用中、食指自目外角向鬓角处，上下来回推拉。每侧推拉10~20下，并在目外角凹陷处的太阳穴上按揉，每侧各揉5下。

作用　促进脂肪代谢，消除局部多余脂肪。

● **颈部减肥按摩法**

部位　颈部。

方法

（1）用一手中、食指放于同侧风池穴上，用力向对侧风池穴推，再拉回原风池穴。来回推摩10下。

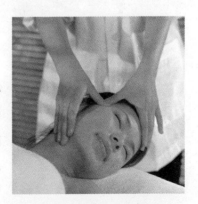

另一手以同样的动作于同侧来回摩动 10 下。

（2）用一手中三指放于同侧风池穴上向下推摩到定喘穴后，再回到风池穴为一下，来回摩动 10 下。另一手以同样的动作于同侧来回摩动 10 下。

（3）双手中、食指分别放于对侧耳后高骨处，交替用力分别按摩到同侧缺盆穴。每侧进行 10 下。

（4）用双手拇指压于双风池穴上，有得气感后齐用力向上提，每穴提 5 下。

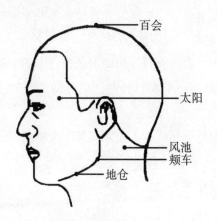

（5）用左手掌心托右下颌骨，向左上方推，右手五指分开于头后左枕部向右下方拉，使头颅旋转，带动颈项扭转，扭转到最大限度可发出响声，但不要用力过猛，强求响声。先向左侧旋扳 5 下，再以同样的手法和力量，向右旋扳 5 下，也可以左右交替进行。

作用 促进颈部脂肪代谢，消除局部多余脂肪。

● **上肢减肥按摩法**

部位 上肢部。

方法

（1）端坐位或直立站位，脱去外衣，头正目平视，含胸拔背，全身放松。捏拿肩部、上臂、前臂和腕部。

（2）两前臂胸前交叉，双手拇指和其他四指，同时捏拿对侧肩部，用力捏拿肩部三角肌、上臂和肘部至腕部，内外前后侧都普遍地捏拿 5~10 次。

（3）叩打上肢。前臂胸前交叉，双手握空拳，然后有节奏连续不断地叩打上臂、肘部、前臂的内外侧，用力均匀、适用。

作用 促进上肢部脂肪代谢，消除局部多余脂肪。

● **胸部减肥按摩法**

部位 胸部。

方法

（1）捏揉胸大肌：端坐位或直立站位，头要正，眼要平视，嘴轻闭，舌抵上腭，全身放松。双手胸前交叉，用双手拇指和其余四指夹住对侧胸大肌，从上至下进行捏拿按揉 30~50 次。再用双手拇指指腹推揉按摩胸骨两侧，自上至下重复 10 次。

（2）按揉胸部：两前臂胸前交叉，双手掌伸直，用

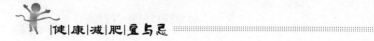

掌面按揉对侧前胸，从锁骨下开始至肋弓为止，旋转按摩10次。然后再用掌推拿本侧前胸从上至下重复20~40次。

（3）叩打前胸：将双手掌伸直，适当施力，交替叩打前胸100~200次。

作用 促进脂肪代谢，消除局部多余脂肪。

● **胸脐减肥按摩法**

部位 胸部、脐周。

方法 手掌相合擦热，左手叉腰，右手劳宫自心口窝处向左下方旋转，转摩一周为一次，做81次，然后换右手叉腰，左手劳宫自肚脐向右下方旋转，做81次。如此进行2~3遍。最后，可用双手交叉按摩双乳。

作用 女性久练此功，具有减肥、健美的作用。

● **腹部减肥按摩法**

部位 腹部。

方法

（1）腹部按摩减肥手法可用二指叠按法，即两拇指重叠，按的轻重以手下有脉搏跳动和患者不感觉痛为宜。也可用波浪式推压法，即两手手指并拢，自然伸直，左手掌置于右手指背上，用手掌平贴腹部，用力向前推按，继而左掌用力向后压，一推一回，由上而下慢慢移动，似水中的浪花。

（2）摩腹时，取仰卧位，裸露腹部，双手垂叠按于腹部，以肚脐为中心顺时针方向旋转摩动50圈，使腹部有发热感及舒适感。以右手中指点按中脘穴、下脘穴、关元穴、两侧天枢穴，每穴持续压1分钟，以不痛为宜。点按天枢穴时，先点右侧，后点左侧，重点在左侧，手指下有动脉搏动感，并觉两腰眼处发胀，有寒气循两腰眼下行，松手时，又有一股热气下行至两足。

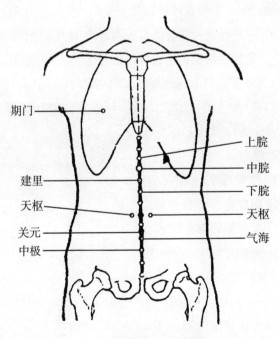

期门

建里

天枢

关元

中极

上脘

中脘

下脘

天枢

气海

胸腹部穴位示意图

（3）推腹时，两手手指并拢伸直，左手掌置于右手指背上，右手掌贴腹部用力向前推按，接着左掌用力向后压，一推一回，由上腹移到小腹做3~4次，再从左向右推3~4次，以腹部微有痛感为宜。

作用　促进脂肪代谢，消除局部多余脂肪。

● **腰臀卧位减肥按摩法**

部位　腰部、臀部。

方法

（1）蹬足收臀：仰卧体位，两足跟用力下蹬，同时提气收臀，2秒钟后放松，然后再蹬足提气收臀放松，往返20次。有收缩臀部皮肤和运动臀部脂肪的作用。

（2）后伸下肢：俯卧体位，两下肢交替抬举至最大限度，共约20~30次。可内收皮肉运动脂肪。

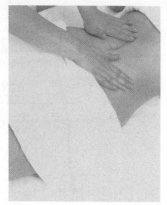

（3）拿捏双臀：俯卧体位，两手拇指和食指、中指相对，并同时拿捏两侧臀部肥胖处，一侧2分钟。可加速皮下组织代谢，化解脂肪。

（4）搓摩双臀：俯卧体位，两掌面用力搓摩两侧臀部2分钟（不隔衣服）。可收紧皮肤，分散脂肪。

（5）按揉腰部：俯卧体位，两手握成实拳状，用指掌关节的凸起部位，用力按揉腰椎两侧的软组织。

作用　促进腰臀部脂肪代谢，消除局部多余脂肪。

● 腰臀直立减肥按摩法

部位　腰部、臀部。

方法

（1）直立，双足稍分开，将毛刷按到需减肥部位，将腰部大幅度扭转，摩擦 20 次以上。

（2）大幅度扭转臀部，一边扭一边用毛刷在背部刷，刺激 20 次以上。

（3）站立体位，两手叉腰，吸气收腰，两手向内侧推腰部 1~2 分钟，运动腰部组织。

（4）站立体位，两手握成空拳状，适力叩击腰臀 2 分钟。

（5）站立体位，双手下垂，挺胸拔腰，原地跳跃 1 分钟，可抖动肌群。

作用　促进脂肪代谢，消除局部多余脂肪。此法对局部减肥最为有效，坚持做就可收到明显效果。

● 腿部减肥按摩法

部位　腿部。

方法

（1）两手紧抱大腿根部的前面，用力向下摩擦，经膝盖骨擦到足踝，然后反转到小腿后面向上回擦，经腘窝到大腿根部后面为一下，这样如此摩擦 36 下。再以同样的动作，摩擦另一条腿 36 下。

（2）两手虎口相对放于大腿根部的两侧，双拇指呈八字形，齐用力向下，左右搓动经膝到踝，再上下搓回到大腿根部为一下，共搓 10 下。再以同样方法搓另一条腿。

（3）平仰卧，双足尖尽量背屈，屈足直腿向上抬举，双腿交替进行，每腿举 20 下，施术时以腿后肌筋有酸胀感为度。

（4）平仰卧，左腿屈膝，右膝屈曲重叠于左膝盖骨上，右股四头肌发力将右腿弹直为一下，共弹 10 下。再右腿屈膝，左腿以同样动作和力量弹 10 下。

（5）双手握实拳，用力对臀部两侧，每侧叩 10 下，再用力重叩 10 下。轻叩有酸胀感为宜，重叩有放射感为佳。

（6）双手拇指分别放于同侧的腹股沟动脉上，压下去 3 秒钟后突然松开，两下肢马上有痛热感，每侧压 5 下。

作用　促进腿部脂肪代谢，消除局部多余脂肪。

爱心提示

减肥按摩疗法注意事项：按摩前，要做好患者的工作，消除其紧张顾虑的心理因素，以求积极配合。按摩前，要使患者坐卧舒适，同时操作者也要有舒适位置，便于运用手法和力量适中。治疗中，根据患者治疗时的情况，随时变换治疗者体位。按摩者要保持手指卫生，勤修指甲。冬季寒冷时，注意双手保暖，以免手冷触及患者皮肤而引起肌肉紧张。

神奇的指压全身减肥术

临床上将指压法用于减肥，可以取得意想不到的收获。对于有的减肥者来说，使用指压法减肥，可消除饥饿感，自然地控制食欲，无任何副作用。只要养成习惯，不但花费时间少，而且随时随地都能进行。

饭前人中穴指压法

将食指按在人中（上唇正中凹下的部分）上，拇指

按在上唇前端，在10秒钟之内迅速提捏30下。这样会使脑神经中枢较快地产生"饱"的感觉，降低对食物的欲望。

饭前指压中脘法

饭前用食指和中指的指尖，以指压方式按摩胸骨和肚脐之间的中心点（中脘穴），10秒钟做30下左右。此法能使胃部有充盈感，减少食物的摄入。

消除紧张指压法

许多胖人为了发泄心中的不快或缓解紧张情绪，往往喜欢借吃浇愁。这时，先用右手的拇指和中指从左手的食指根部一直按捏到肘部，然后换手做，10秒钟内按压30下左右。

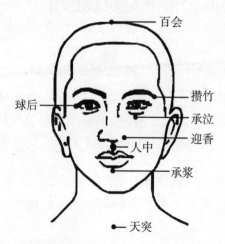

增加活力指压法

坐在椅上，全身放松，双手扶膝，掌心包住膝盖，用五个手指的指尖向下按压。长期坚持，有助于促进人体新陈代谢，消除多余的脂肪。

面部减肥穴位按摩治疗法

在颜面按摩中，可以用手指刺激脸部及耳部的穴位，让疲劳、浮肿的脸恢复活力。只需每天1次，每次1个小时，经过一段时间，就会起到明显的疗效。但要注意，开始做时要慢慢来，适应以后，甚至可以一边敷面，一边做面部指压按摩。这样不但使人拥有窈窕的身材，而且可以拥有美丽的脸庞。如果能结合我国传统中医学中的"颜面针灸"，可以达到脸部"减肥"的目的。

百会穴——预防过量饮食、便秘。由左右两耳洞向上升，在头部连结后的那条线的顶点，即是百会穴。它可以起到安定精神，预防饮食过量的作用。

攒竹穴——缓和眼睛的疲劳和浮肿。眉头下方凹陷之处即是。眼睛疲劳以及头痛，都会引起眼部四周的浮肿。此穴位可以缓和不适。

太阳穴——消除眼睛疲劳、浮肿。在眼睛与眉毛间的

侧面，向后约1横指处，快接近发际处。此穴位可促进新陈代谢。

承泣穴——防止眼袋松弛。位于眼球正下方，约在眼廓骨附近。由于有胃下垂的人眼袋容易松弛，所以此穴能提高胃部功能，从而防止眼袋松弛。

迎香穴——减轻肩膀酸痛及鼻塞。眼球正下方，鼻翼的旁边即是。此穴位不仅可以消除眼部浮肿，预防肌肤松弛，还能减轻肩膀酸痛。

颊车穴——消除脸颊的浮肿。沿脸部下颚轮廓向上滑，就可发现一凹陷处，即为此穴位。它可以有效消除因摄取过多的糖分所造成的肥胖。

地仓穴——抑制食欲。嘴角旁约0.5厘米处即是。胃部如果持续处于高温状态，就会促进食欲，所以此穴的功能是降低胃温，抑制食欲。

承浆穴——消除脸部浮肿。下唇与下颚的正中间凹陷处即是。它能控制激素的分泌，保持肌肤的张力，预防脸部松弛。

天突穴——促进水分的排除。位于喉斜下方肌的内侧。它能刺激甲状腺，促进新陈代谢，去除脸部多余的水分。

针灸减肥的治疗原则与方法

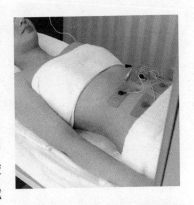

　　针灸是我国传统医学宝库中的一枝奇葩，在调理肥胖中也能发挥重要的作用。应用针灸减肥，其机制主要是调整人体的代谢功能和内分泌功能。针刺后能够抑制胃肠的蠕动，并有抑制胃酸分泌的作用，从而减轻饥饿感，达到减肥的目的。针灸减肥的效果与季节、气候都有关系。通常春夏见效较快，秋冬见效较慢。这是因为春夏两季人体的新陈代谢功能旺盛，自然排泄通畅，有利于减肥。

爱心提示

　　从年龄上讲，20岁以前，人体生长发育尚未完全成熟，所以对其采用针灸减肥，治疗效果不一定理想。且20岁以前就肥胖的人，大多是自幼过食或遗传因素使体内脂肪细胞增多而造成的，这种肥胖属于体质性肥胖，减肥效果一般稍差。有时虽然减肥有效，但由于年轻人肌肉骨骼还在进一步成长完善，因此体重不一定明显下降。而50岁以上的人，由于体内各方面功能已趋向衰弱，代谢能力也日益低下，加之减肥治疗时需配合以各种活动锻炼，这部分人群大多难以做到，所以他们的减肥效果也较差。再说50岁以上的人皮肤弹性逐步降低，即使减肥有效也容易使皮肤产生皱纹，有损于外观美。所以老年人的单纯性肥胖，只要不是严重影响健康，还是慢慢通过适当的节食和锻炼，让身体自然减瘦下来为好。20~50岁之间的中青年人，由于生理变化要经过一个较长的好动到不好动的过程，每天热量消耗也由多变少，极易产生肥胖。但在这个阶段，人体各方面的功能较健全，故通过针灸治疗较易调整机体内在功能而减肥。

针灸减肥的原则

针灸减肥操作简便，安全可靠，因此受到很多肥胖者的欢迎。耳穴埋针法和中药耳穴埋压法也可用于减肥。针灸减肥在治疗过程中应注意下列几项原则。

（1）辨证取穴：应根据患者的临床特点，选择最适合的穴位。如食欲亢进、易饥饿者，应首选胃经；如体态虚胖、动则气喘，可选择肺、脾二经；如脘腹满闷、肢体沉重，应选择三焦经。

（2）准确定位：治疗找穴位时，最好应用耳穴探测器或探测针在耳穴区寻找最佳敏感点，然后将针对准敏感点，准确压入，固定牢靠，轻轻揉压直到有明显的酸麻胀重的得气感为止。

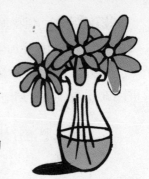

（3）严格消毒：整个操作过程应做到严格消毒，所有的针和器械均应浸泡在75％的酒精或消毒液中备用，防止发生感染或污染。

（4）定时按摩：埋针后，应在餐前半小时、两餐之间、晨起和晚睡前都要进行按摩，每次按摩15~30次，按摩时手法宜轻柔，用力均匀。

（5）增加运动：治疗期间配合适当的户外活动，如散步、慢跑等会使减肥的效果更明显。

针灸减肥的方法

● 针灸减肥治疗处方一

临床表现　体质肥胖，上下匀称，按之结实，食欲亢进，丰食多餐，面色红润，畏热多汗，腹胀便秘，舌质正常或偏红，苔薄黄，脉滑有力。

治法　泻火伐胃，通泻大肠。

主穴　脾俞、胃俞、曲池、合谷、内庭。

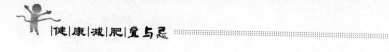
随证配穴　便秘加天枢、支沟；胃中嘈杂易饥，加中脘、梁丘；高脂血症加阳陵泉、太冲、丰隆。

操作　采用强刺激手法，均用泻法。每日 1 次，每次留针 30 分钟，留针期间反复强刺激。

● 针灸减肥治疗处方二

临床表现　体质肥胖，以面、颈部为甚，肌肉松弛，面色苍白，神疲乏力，四肢困倦，形寒怕冷，皮肤干燥，嗜睡健忘，纳呆腹胀便秘，动则少气不足，或见尿少浮肿，舌淡苔薄白，脉沉细而迟，多见于继发性肥胖症。

治法　益气健脾，祛痰利湿。

主穴　脾俞、胃俞、足三里、关元。

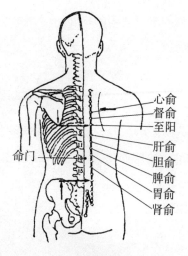

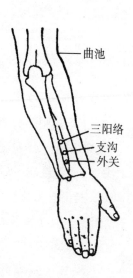

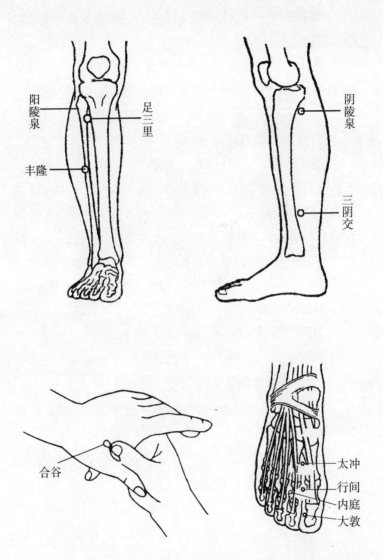

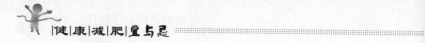
随证配穴　尿少浮肿加阴陵泉；纳呆腹胀加中脘；嗜睡健忘加百会、人中。

操作　诸穴用补法，中等刺激。每日1次，每次留针30分钟，其间行针数次，或在足理、关光穴用温针灸。

● 针灸减肥治疗处方三

临床表现　肥胖以臀、大腿为最明显，肌肉松弛，面色苍白，神疲乏力，喜静恶动，面色苍白，纳谷正常或偏少，稍动则少气不足，易畏寒，或伴尿少浮肿，舌质淡有齿痕，苔薄白，脉沉细迟缓。女性以绝经期后，或中年妇女长期服用避孕药后为多见。如果为男性患者，常伴第二性征发育不良、乳房肥大等。本症多见于继发性肥胖病。

治法　温肾壮阳，健脾利湿。

主穴　肾俞、脾俞、命门、三阴交。

随证配穴　男性肥胖者伴有阳痿早泄可加关元、中极；尿少浮肿者加阴陵泉。

操作　均用补法，中等刺激。每日1次，每次留针30分钟，其间行针数次，或命门、三阴交用温针灸。

● 针灸减肥治疗处方四

临床表现　自幼即全身均匀肥胖，肌肉结实，头大，面圆，纵腹重腴，股胫肉肥，食欲旺盛，舌质红，苔薄黄，脉沉滑有力。见于单纯性肥胖中的体质性肥胖。

治法 脾俞、胃俞、阴陵泉、内庭。

随证配穴 重度肥胖心悸气促加内关；胃中嘈杂，多食易饥加中脘、梁丘；伴有高脂血症加阳陵泉、太冲、丰隆。

操作 均用泻法，强刺激捻转提插。每日1次，每次留针30分钟，其间行针数次。

用耳穴是如何减肥的

耳廓虽小，却是全身经络汇聚之处，所谓"五脏六腑，十二经脉有络于耳者"。耳的基本穴位有49个，基本耳穴示意图多以人体部位或脏器直接命名。用耳穴减肥有以下几种方法。

● 耳穴埋针减肥法

主穴 神门、胃、大肠、内分泌、肺、心、三焦等。

方法 在耳部的饥点，口、食道、贲门、胃、肺等穴中选择2~3个针感强的穴位进行治疗，如两耳针感都强则同时取穴，其中胃为必取之穴。针具采用图钉型皮内针。埋藏后以胶布固定，每周换1次，患者在饥饿时或想吃零食时给予刺激，以加强疗效。一般需要连续治疗10~20次。

疗程 5天治疗1次，每次留针5天，5次为1个疗程。

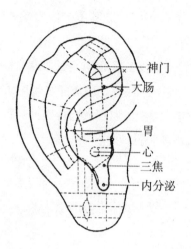

神门
大肠
胃
心
三焦
内分泌

爱心提示

中医认为三焦为水气运行之通道，在耳廓上三焦穴处埋针，通过针具的长期刺激作用，能行气利水，通腑去脂。肺能通调水道，协调气机，肺气利则水道通畅，大肠腑气亦通利，故能排除体内多余水分和痰浊。内分泌能调整人体气化功能，加速废物的排泄。本法选穴精准，配合应用能增强减肥之效果。

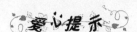

爱心提示

　　耳针刺激内分泌，可调整阴阳，增强气化功能，加快血液的运行，促进痰浊水湿的排出，达到去脂减肥的目的。刺激大肠、肺、贲门等穴又能通畅排便，促进代谢。针刺神门穴还可减弱胃肠蠕动，抑制过强的食欲，限制饮食的摄入。本法是通过调整阴阳气血，促进气化功能以达减肥之功效。同时由于耳穴贴压有整体调整作用，对伴有偏头痛、失眠和水肿的患者亦颇有效果。

● 耳穴贴压减肥法

主穴　内分泌、神门。

配穴　大肠、胃、肺、口、贲门。

功效　调理阴阳，去脂减肥。

方法　取 0.6cm×0.8cm 的胶布，将光滑饱满之王不留行籽贴于胶布上，用血管钳送至耳穴，贴紧后加压力，让患者感到局部有酸、麻、胀、痛或发热感。每次只贴单侧耳穴，两耳交替应用，每次主穴必贴，配穴可取 1~2 穴，每周 1 次，10 次为 1 疗程。

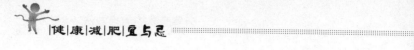

● **耳穴指压减肥法**

耳穴指压主要是刺激耳部内分泌穴等，以调整人体生理功能。因为耳廓的神经、血管极为丰富，刺激耳部内分泌穴及耳甲庭、耳甲腔等处，有调整机体内分泌系统以及内脏功能的作用，进而可达到减肥的目的。

其方法是：用右手拇指指端压迫耳部内分泌穴（部位在耳屏间切迹底部稍前方），每次10分钟，停3分钟，然后再用同法压迫10分钟，10天为一疗程，每日2次，坚持治疗有较好的减肥效果。

刮痧减肥法

刮痧疗法，历史悠久，源远流长。最早，"沙"是指一种病证。刮痧，就是利用刮痧器具，刮试经络穴位，通过良性刺激，充分发挥营卫之气的作用，使经络穴位处充血，改善局部微循环，起到祛除邪气，疏通经络，舒筋理气，祛风散寒，清热除湿，活血化瘀，消肿止痛，以增强机体自身潜在的抗病能力和免疫机能，从而达到扶正祛邪、防病治病的作用。因很多病证刮拭过的皮肤表面会出现红色、紫红色或暗青色的类似"沙"样的斑点，人们逐渐将这种疗法称为"刮痧疗法"。

🌳 减肥刮拭的部位

刮痧由上而下，胸腹部主要刮膻中、中脘、关元穴；背部主要刮肾俞穴；小腿部主要刮三阴交、丰隆穴。

（1）中脘：取穴时，可采用仰卧的姿势。中脘穴位于人体上腹部，前正中线上，即胸骨下端和肚脐连接线的中点。

（2）关元：取穴时，可采用仰卧的姿势。关元穴位于下腹部，前正中线上，从肚脐到耻骨上方画一线，将此线五等分，从肚脐往下五分之三处，即是此穴。

（3）膻中：取穴时，可采用正坐或仰卧的姿势，膻中穴位于人体胸部，两乳头之间连线的中点。

（4）三阴交：取穴时，患者应正坐或仰卧。三阴交穴位于小腿内侧，足内踝上缘三指宽，在踝尖正上方胫骨边缘凹陷中。

（5）肾俞：取穴时通常采用俯卧姿势，肾俞穴位于腰部，当第二腰椎棘突下，左右二指宽处。

（6）丰隆：五指并拢，小指末节按足外踝最高处（右手按右脚，左手按左脚），一直沿膝盖方向移动，大拇指触到腓骨（鼓起来部分）下，小指尖的位置就是丰隆穴。丰隆穴有减少和抑制空腹感的作用。所以，通过对这一穴位的刺激，可以轻松地达到节食的效果。

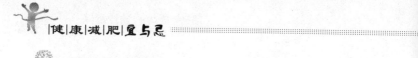

减肥刮拭的器具

所用工具应根据皮肤粗厚、柔嫩的不同，肌内脂肪丰厚寡薄的差别，分别选用坚硬或柔软的刮具，也可以用手指作刮具。民间常用的刮具有瓷器类，如瓷勺、瓷碗边、瓷盘边、瓷酒杯；金属类如铜板、铜币、银元、铜勺。润滑剂则用香油或其他植物油、水、白酒等。

减肥刮痧疗法的注意事项

刮痧时，皮肤局部汗孔开泄，为有利于扶正祛邪，增强治疗效果，刮痧时应选择环境，根据患者体质选择适当的手法，注意掌握刮拭的时间。

注意保暖

刮痧时应避风和注意保暖。室温较低时应尽量减少暴露部位，夏季高温时不可在电扇处或有对流风处刮痧。因刮痧时皮肤汗孔开泄，如遇风寒之邪，邪气可通过开泄的毛孔直接入里，不但影响刮痧的疗效，还会因感受风寒，引发疾病。

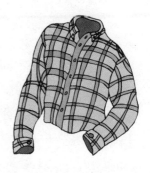

刮痧后饮用热水

刮痧使汗孔开泄，邪气外排，要消耗部分体内的津液，刮痧后饮热水一杯，不但可以补充消耗的水分，还能促进新陈代谢，加速代谢产物的排出。

 刮痧后洗浴的时间

刮痧后，为避免风寒之邪侵袭，须待皮肤毛孔闭合恢复原状后，方可洗浴，一般约 3 小时左右。但在洗浴过程中，水渍未干时，也可以刮痧。因洗浴时毛孔微微开泄，此时刮痧用时少，效果显著，但应注意保暖。

 注意皮肤疾病刮法

皮肤病患者，皮损处干燥、无炎症、渗液、溃烂者（如神经性皮炎、白癜风、牛皮癣等病症），可直接在皮损处刮拭。皮肤及皮下无痛性的良性结节部位亦可直接刮拭。如皮损处有化脓性炎症、渗液溃烂的，以及急性炎症红、肿、热、痛者（如湿疹、疱疹、疔、疖、痈、疮等病症），不可在皮损处或炎症局部直接刮拭，可在皮损处周围刮拭。

 # 手术疗法：抽脂减肥要谨慎

抽脂是目前相当热门的减肥项目，但一般人并不清楚抽脂手术的确切效果，甚至也有人认为抽脂就等于减肥，这种想法并不正确。减肥是使全身所有部位脂肪量减少，而抽脂则只是消减某一部位的脂肪，只有抽过脂的部位脂肪会减少，没接受手术的部位还是跟原来一样。通常抽脂并不是用来减肥，只用在改造曲线及雕塑身材等方面。若在保证身体安全的前提下，分部位分次抽脂来减肥，也是可行的，但要经多次的手术，因为单次大量或巨量抽脂，危险性较高。所以身体过于肥胖者，应该询问医师及营养专家，寻求正确的减肥方法。在一些实在消不下去的部位，可采用抽脂手术。

抽脂可改善曲线

经历过减肥的人可能都有一个感觉，有时历经千辛万苦好不容易瘦了一点，但有些部位就是不容易消下去，例如女性的小腹、臀部及大腿等地方堆积的脂肪，或是男性上腹及肚脐周围的脂肪堆积。这是因为某些人天生就有较多的脂肪细胞，使得这些地方比其他地方更容易肥胖，且减肥时不易消耗所储存的脂肪。针对这些部位，抽脂手术就能消除堆积的脂肪，并改善曲线。我们人体脂肪细胞的数目通常只在发育期增多，一旦发育完成后，数目就不会改变，胖瘦也只是脂肪细胞大小的改变而已。因此在理论上，抽脂手术将脂肪细胞抽除后，该处的脂肪不会再生，除非全身性的肥胖继续恶化，否则不易复发。

抽脂容易破坏皮下组织

抽脂手术是在手术的部位切一小洞，将抽脂管伸入脂肪层，然后利用抽脂机的负压把脂肪吸出。传统抽脂手术是采用高负压抽脂方式，将皮下脂肪吸入抽脂管后，利用抽脂管前后抽动将脂肪刮下再抽出。这种方式除了破坏脂肪细胞外，也容易破坏其他皮下组织，且手术时较容易出血，易产生淤青。术中，有时医生会怕患者失血过多而无法抽太多的脂肪，手术后也比较疼痛，并且因抽脂管管径较粗，抽脂的部位会受到限制，抽过的部位也容易有凹凸不平的现象。

超声波抽脂

目前的超声波抽脂机，是利用超声波先将脂肪溶解后再以较细的抽脂管抽出。因为抽脂管管径较细，破坏血管较少，出血量可减少，所以可做较大面积的脂肪去除，也不易破坏神经，术后疼痛会减少；也可做小部位雕塑，如下巴、脸颊、膝窝、脚踝等；亦可用在破坏腋下汗腺并吸除而治疗狐臭，以及抽除男性女乳症时增生的乳腺，且超声波抽脂机有冷却系统，超声波棒不会过热，所以不会有灼伤皮肤的现象发生。

超声波抽脂手术最大的优点是比较安全。传统高负压抽脂手术，因为要用力抽动，所以手术中易对身体其他组织如神经、血管等造成破坏，导致出血量较多；若吸除脂肪量过多，有时会有术后并发脂肪栓塞的危险性，不过并发症发生的几率并不大。而超声波抽脂机只对脂肪有作用，不易破坏血管、神经等组织，手术时也不必用大力抽动，出血量减少，可以做大面积且较多量的抽脂，抽过的部位也比较均匀。

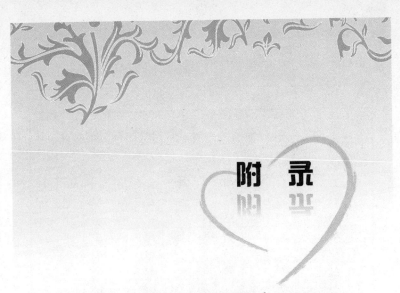

附　录

不同年龄标准体重速查表

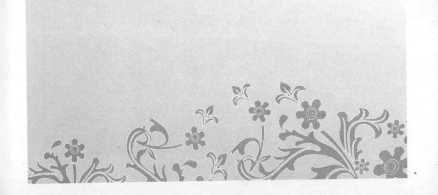

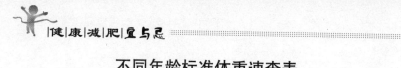

不同年龄标准体重速查表

男子标准体重（千克）									
身高(厘米) 年龄	152	156	160	164	168	172	176	180	184	188
19	50	52	52	54	56	58	61	64	67	70
21	51	53	54	55	57	60	62	65	69	72
23	52	53	55	56	58	60	63	66	70	73
25	52	54	55	57	59	61	63	67	71	74
27	52	54	55	57	59	61	64	67	71	74
29	53	55	56	57	59	61	64	67	71	74
31	53	55	56	58	60	62	65	68	72	75
33	54	56	57	58	60	63	65	68	72	75
35	54	56	57	59	61	63	66	69	73	76
37	55	56	58	59	61	63	66	69	73	76
39	55	57	58	60	61	64	66	70	74	77
41	55	57	58	60	62	64	67	70	74	77
43	56	57	58	60	62	64	67	70	74	77
45	56	57	59	60	62	64	67	70	74	77
47	56	58	59	61	63	65	67	71	75	78
49	56	58	59	61	63	65	68	71	75	78
51	57	58	59	61	63	65	68	71	75	78
53	57	58	59	61	63	65	68	71	75	78
55	56	58	59	61	63	65	68	71	75	78
57	56	57	59	60	62	65	67	70	74	77
59	56	57	58	60	62	64	67	70	74	77
61	56	57	58	60	62	64	67	70	74	77
63	56	57	58	60	62	64	67	70	74	77
65	56	57	58	60	62	64	67	70	74	77
67	56	57	58	60	62	64	67	70	74	77
69	56	57	58	60	62	64	67	70	74	77

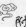

女子标准体重（千克）										
身高（厘米） 年龄	152	156	160	162	164	166	168	170	172	176
19	46	47	49	50	51	52	54	56	57	60
21	46	47	49	50	51	52	54	56	57	60
23	46	47	49	50	51	52	54	56	57	60
25	46	48	49	50	51	53	55	56	57	61
27	47	48	50	51	52	53	55	56	58	61
29	47	49	51	52	53	54	56	58	59	62
31	48	49	51	52	53	54	56	58	59	62
33	48	50	51	52	53	55	57	58	59	63
35	49	50	52	52	53	55	57	59	60	63
37	49	51	53	53	54	56	59	60	61	64
39	50	52	53	53	55	57	59	60	61	65
41	51	52	54	54	55	57	59	61	62	65
43	51	53	55	55	56	58	60	62	63	66
45	52	53	55	55	57	58	60	62	63	66
47	52	53	57	57	57	58	60	62	63	67
49	52	53	56	56	57	59	60	62	63	67
51	52	54	56	56	57	59	61	62	63	67
53	53	54	56	56	58	59	61	62	64	67
55	53	54	56	57	58	60	61	63	64	67
57	53	55	56	57	58	60	61	63	64	68
59	53	55	56	57	58	60	61	63	64	68
61	53	54	56	56	57	59	61	63	64	67
63	52	54	55	56	57	59	61	62	63	67
65	52	54	55	56	57	59	61	62	63	66
67	52	54	55	56	57	59	61	62	63	66
69	52	54	55	56	57	59	61	62	63	66